John Berger

Das Leben der Bilder

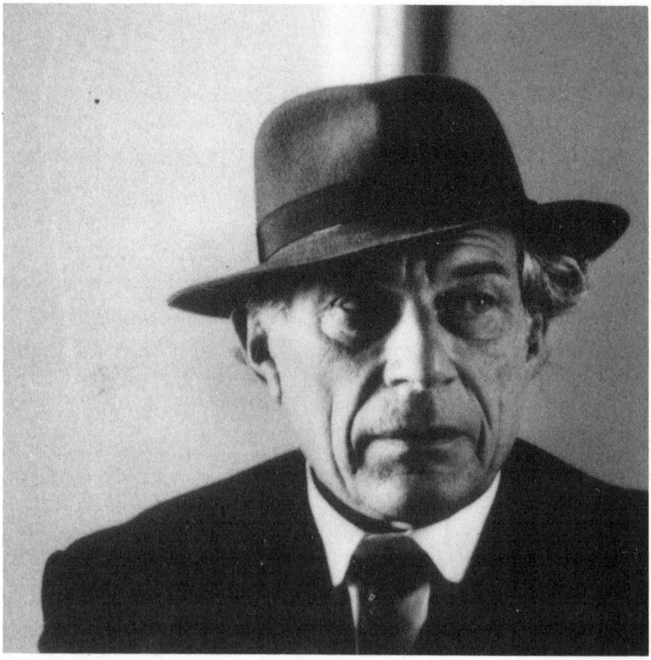

JOHN BERGER

Das Leben der Bilder oder die Kunst des Sehens

Aus dem Englischen von
Stephen Tree

Verlag Klaus Wagenbach Berlin

Ich möchte dem Transnational Institute, Amsterdam, *für die Ermutigung und Unterstützung in der Zeit danken, als manche dieser Essays und Artikel geschrieben wurden. Und ich möchte meine fortdauernde Solidarität mit diesem Institut bekunden.*

J. B.

Wagenbachs Sommerbuch 1995

Das englische Original erschien unter dem Titel »About Looking« bei Writers and Readers Publishing Cooperative Ltd., London 1980. Die Übersetzung des Kapitels »Warum sehen wir Tiere an?« ist von Lisa Mengden.

 Umschlaggestaltung Rainer Groothuis unter Verwendung einer Illustration von Kerstin Meier. Druck / Bindung durch Clausen & Bosse, Leck. Gedruckt auf chlor- und säurefreiem Papier. Printed in Germany. ISBN 3 8031 3035 2

Bildnachweis
Seite 2: © Jean Mohr, Genf
Seite 37, 39 und 41: © Verlag Schirmer / Mosel, München
Seite 101: © Frans-Hals-Museum, Haarlem, Foto: A. Dingjan
Seite 111: © Magnum Photo, Paris
Seite 127: © Jean Mohr, Genf

Inhalt

Für Anthony Barnett, der immer sieht.

Birgitta Ashoff

Von der Freiheit des lesenden Blicks
Über John Berger

Es gibt Fernsehsendungen, deren Nachwirkungen ähnlich stark sind wie die von Büchern. John Berger war der erste Autor und Moderator eines Fernsehprogramms, der mir mit seinem auffallenden Bildschirmcharisma in Erinnerung geblieben ist. In den frühen 60er Jahren präsentierte er in seiner BBC-Fernsehserie *Ways of Seeing* eine unorthodox gestaltete und erfrischend unprätentiöse Folge über das »Sehen von Bildern«.

Die damalige Austauschschülerin in England wurde zum Fan. Nicht der Kunstunterricht in der Schule mit seinen verordneten Museumsbesuchen, sondern Bergers Sendungen (sie wurden später in den dritten Programmen auch hierzulande ausgestrahlt) über das »Bild der Welt in der Bilderwelt« waren die erste und entscheidende Herausforderung an meine Augen und Sinne, Bilder bewußt wahrzunehmen. Und dieses Lernen, das Üben des Sehens und die Wahrnehmung des Lebens der Bilder, hat bis heute angehalten – in den Folgejahren verstärkt durch die Lektüre von Bergers Büchern.

John Berger, ehedem Zeichenlehrer und Maler, später einer der bedeutendsten Kunstkritiker seines Landes, bevor er sich als Schriftsteller in einem Bergdorf in Savoyen niederließ, hatte damals in seinem Fernsehprogramm Bilder als »unmittelbare Vorstellung der Welt« vorgeführt und kommentiert: »Jedes Bild verkörpert eine bestimmte Art des Sehens, selbst ein photographisches Bild.« Seine beruhigend unmodischen Essays in diesem Buch reflektieren, daß er seinem Lebensthema treu geblieben ist. Als Geschichtenerzähler, als belesener Cicerone in der überaus lebendigen Welt der Bilder, Maler und Photographen, weit entfernt von sprödem kunstkritischen Fachjargon, ein Artist, erhaben über die programmatische Flachware von Bilderverklärung: So bringt uns Berger die Kunst nahe, Bilder zu sehen, zu denken und zu verstehen.

Zu Beginn der 70er Jahre, als er es gewagt hatte, den Booker-Preis, den höchstdotierten Literaturpreis Englands, zur Hälfte an die Black Panthers in Jamaika weiterzugeben, erschienen in der Presse großformatige Berger-Photos, die wie Sträflingskonterfeis aufgemacht waren. Sein Gesicht – eine Landschaft zwischen Spätsommer und Herbst. Augen wie die Pasolinis beim Blick auf die römischen Borgate. Haut wie Ziegenleder mit einer Bereitschaft zu Zärtlichkeit. Eine borkige Stirn, halb verdeckt von einem wild melierten Lockenfell. Ein Intellektueller, mal im Schafs-, mal im Wolfspelz, manchmal nur im Pelz. Auf allen Photos, die ich später von ihm sah, ist er entweder im Unterhemd oder in kariertem Holzfällerflanell abgebildet. Bei unserer ersten Begegnung – am Genfer Flughafen zwischen den Attaché-Köfferchen der anderen – fanden sich Spuren von Acker, Lehm und Kuhmist an seinen braunen Manchesterhosen.

Was fesselt an der Lektüre seiner Texte, was ist das Geheimnis dieses Geschichtenerzählers, der mit seinen Texten Laien ebenso zu bannen versteht wie Kunstexperten? Allen bietet dieser Band lustvolle Vor- oder Nachbereitung einer Kunstreise, freundlich-persönliche Begleitung zu ausgefallenen Orten jenseits der kunsttouristischen Trampelpfade. John Berger lädt uns ein in Courbets Juralandschaften, nach Colmar zum Isenheimer Altar, zu Turner direkt an die Themse, zu einem Streifzug durch die Pariser Vorstädte von Georges Rouault, ins Frans-Hals-Museum oder in Giacomettis Atelier.

Bei diesen Annäherungen – mögen sie als Kopfabenteuer oder als reale Reisen unternommen werden – eröffnet uns Berger die Chance der Wahrnehmung besonderer Bilderwelten – mit neu geschärften Augen, mit einem andern Blick. Es liegt an der Phantasie des Lesers, wie intensiv er sich auf die Geschichten, die uns Bilder zu erzählen vermögen, einläßt. Im Idealfall wird sich ihm eine reiche Welt an Augen-Blicken auftun, wenn er sich den schönen Luxus leistet, einmal bei einem einzigen Bild oder bei einem Maler allein zu verweilen. Sein Verständnis eines Bildes – auch die Intensität seines Genusses oder seiner Ablehnung – wird von *seiner* Art des Sehens abhängen, von der Courage, mit der er seinen eigenen Zugang unternimmt.

John Berger gibt niemals behutsame, immer heftige Verweise auf Bilder, die er im Zusammenhang mit ihrer Entstehungszeit, auf die sie jeweils mit Gegenwelten antworten, betrachtet. Seine Neugierde überträgt sich. Er sieht sie ganz persönlich mit äußerster Privatheit, zuweilen gereizt, auch mit heftigen Verdikten – etwa gegen Disneys Grobheiten, Courbets Größenwahn oder Rodins Machotum. Immer bezieht er leidenschaftliche, durchaus anfechtbare Positionen. Er muß nicht zitieren, um seine Belesenheit zu dokumentieren, doch der Leser ist für ein paar Verweise dankbar, zumal sie nie umkippen in trockene, fachwissenschaftliche Abhandlungen. Berger ist vor allem ein anschaulicher Erzähler, verheißungsvoll und klar ansprechend. Sein Insistieren mag bisweilen anspruchsvoll und anstrengend sein, denn es reizt Augen und Sinne zu ständigem Training. Das ist vor allem spürbar in zwei Essays, die sich nicht ausdrücklich mit einem einzelnen Künstler beschäftigen, sondern mit der reinen Wahrnehmung an sich. In »Warum sehen wir Tiere an?« und in »Feld« erläutert er seine Wahrnehmungsästhetik und -technik, ja seine Philosophie. Und auf manch unerwartetes Detail weist er mit eleganter Beiläufigkeit hin. Niemals zuvor ist mir klar geworden, daß das erste thematische Objekt und die erste Metapher für die Malerei das Tier war, daß Tierblut als erste Farbe diente. Und der leichtfüßig nachzuvollziehende Seh-Pfad zu seinem »Feld« ist nichts anderes als ein Weg zu sich selbst. Aus der liebevollen Beschreibung eines simplen Feldes in seiner Nachbarschaft kommt John Berger zu der Einsicht: »Das Feld, vor dem du stehst, scheint dieselben Proportionen zu haben wie dein eigenes Leben.«

Seine Schlüsse, so gewagt sie ausfallen, vermitteln immer eine behagliche Plausibilität, ob sie sich nun auf anerkannte Meisterwerke der Malerei, auf photographische Schnappschüsse oder Augen-Blicks-Aufnahmen in der Natur (oder in einem städtischen Zoo) beziehen. Die Abgebildeten werden zu Komplizen, die wir mit den Augen ansprechen können. Wir begegnen Giacometti auf einer regennassen Pariser Straße – so wie es Cartier-Bresson kurz vor seinem Tod widerfuhr. Wir betreten eine imaginäre Theaterbühne, die – nach Berger – der fast bankrotte Frans Hals für seine Haarlemer Trinker entworfen hat. Vielleicht bekommen wir etwas vom Heiligenschein der Figuren ab, die Georges de La Tour kunstvoll bestrahlte. Gleichzeitig möchten wir – wie Berger – ungeduldig wissen, ob La Tour wirklich in die halbnackte »Frau mit einem Floh« verliebt war – glücklicherweise wird diese Frage auch für uns ein Rätsel bleiben. Rodins unersättlicher sexueller Appetit hat mich noch nie interessiert, aber ich verstehe jetzt, warum seine Balzac-Skulptur – trotz ihres unverhohlen männlichen Potenzgeprotzes – einfach genial ausgefallen ist.

Nie mehr werde ich unbefangen über die Jura-Autobahnen brausen, ohne an Courbets »Gegend« zu denken, die die entscheidende Rolle bei der Herausbildung *seiner* Sehweise gespielt hat. Daß Millet, dessen nostalgische Bauern mich eher kalt ließen, ein überaus politisch engagierter Maler war, der es verabscheute, »die Welt als Aussichtsarrangeur zu präsentieren«, führte zur Korrektur meiner Blickspur.

Bergers knapper Essay über William Turner, den prosperierenden Sohn eines Londoner Hintergassenbarbiers, hat mir mehr über diesen malenden Revolutionär des 19. Jahrhunderts verraten als die kiloschwere Turner-Literatur der Tate Gallery-Bibliothek. Wie gewagt – und einleuchtend – sind die Affinitäten optischer Elemente aus der Frisörstube seines armen Vaters und dem Atelier des später reüssierenden Sohnes – die Verbindung von Wasser, Schaum, Dampf und Blut. Das Rasiermesser des Vaters wurde beim Sohn zum Palettenmesser –, und blitzartig begreift man die rohe Gewalt, die vor allem Turners späte Bilder durchzieht. Welche Faszination die erste euphorische Phase der industriellen Revolution auf Turner ausübte, zeigen seine überschwenglichen »Dampf«-Bilder, die Darstellung der Geschwindigkeit in seinem populärsten Ölgemälde »Rain, steam, and speed – the great Western Railway« (1844). Berger erwähnt zwar Turners Neigung zum Geiz und zur Misanthropie und sein übersteigertes Geltungsbedürfnis, bewundert jedoch gleichzeit den Mut des 66jährigen Malers, sich für das Bild »Schneesturm« eine Sturmnacht lang in den Korb eines Schiffsmastes hängen zu lassen, um sein späteres Bild zuvor als »wirkliches Ereignis« zu erfahren; in Anbetracht dieses körperlichen Muts »umgeben von unerbittlichen und gleichgültigen Gewalten« – um wie viel risikoreicher erscheint uns das Bild eines Malers, der sich in diesem Unwetter »in der Nacht, als Ariel von Harwich ablegte« tatsächlich befand?

Bergers Buch läßt dem Leser alle Freiheiten. Man kann es – wie ich es tat – ohne Unterbrechung in einem Stück lesen, was das Entziffern mancher Querverweise erleichtert, und einen Blick auf die Beziehungen der verschiedenen Maler untereinander erlaubt: Courbet schätzte Frans Hals. Francis Bacon war wie Turner von Blut angezogen, La Tour war gewalttätig wie Caravaggio etc. Aufschlußreich sind auch die Schwächen, die Berger bei verschiedenen Künstlern geschmäcklerisch konstatiert, zum Beispiel bei der Darstellung des menschlichen Auges: bei La Tour fallen sie wie leblose Fruchtstücke aus, bei Courbet fehlt ihnen jede Innensicht. Und für meinen nächsten Besuch im Hotel de Biron, im Rodin Museum in Paris, habe ich mir vorgenommen, darauf zu achten, ob mir Rodins Skulpturen auch so »abhängig und unterdrückt« durch ihren Macho-Dominator erscheinen wie dem Verfasser. Man kann Bergers Essays in beliebiger Reihenfolge lesen, man kann sie – nach Gelegenheit und Anlaß – als Solitäre herauslösen, man kann sich auch von Zeit zu Zeit darin einfinden – nicht nur vor Antritt einer Kunstreise oder eines Ausstellungsbesuchs. Vielleicht einfach nur, um sich wieder einmal seinen lesenden Blick zu schärfen, das nervöse Augenpulver unserer Medienabbildungen abzuwischen – und sich geradlinig auf eine Blickspur zu begeben und damit in ein neues Gespräch mit sich selbst und seiner Umgebung.

WARUM SEHEN WIR TIERE AN?

für Gilles Aillaud

In Westeuropa und Nordamerika setzte im 19. Jahrhundert ein Prozeß ein – an dessen Ende heute der korporierte Kapitalismus des 20. Jahrhunderts steht –, durch den alle Traditionen, die bisher zwischen dem Menschen und der Natur vermittelt hatten, zerbrachen. Vor diesem Bruch bildeten die Tiere den innersten Kreis der menschlichen Umgebung. Aber vielleicht suggeriert dies bereits eine zu große Distanz: das Tier befand sich zusammen mit dem Menschen im Zentrum der Welt. Solche Zentralität war natürlich sowohl ökonomisch als auch produktiv. Wie auch immer sich Produktionsmittel und Sozialstruktur änderten, die Menschen waren von den Tieren abhängig, was Nahrung, Arbeit, Transportmittel und Kleidung anging.

Elephanten-Reiten im Londoner Zoo

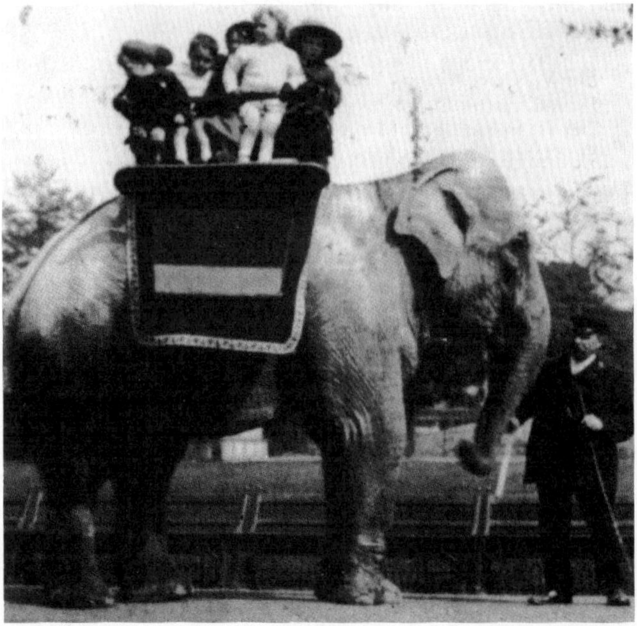

Doch die Annahme, daß Tiere in der menschlichen Vorstellung zuallererst als Fleisch oder Leder oder Horn auftraten, heißt, eine Haltung des 19. Jahrhunderts Jahrtausende zurück zu projizieren. Tiere fungierten in der Vorstellung zuerst als Botschafter und Verheißung. Zum Beispiel begann man Rinder nicht einfach in der Aussicht auf die Gewinnung von Milch und Fleisch zu domestizieren. Rindvieh hatte magische Funktionen als Orakel oder als Opfer. Und die Auswahl einer bestimmten Tierart, die magisch, zähmbar *und* zum Verzehr bestimmt war, wurde ursprünglich von den Gewohnheiten, der Erreichbarkeit und der ›Einladung‹ des fraglichen Tieres bestimmt.

Der weiße gute Ochse ist meine Mutter,
Und wir sind das Volk meiner Schwester,
Das Volk von Nyarian Bul...
Freund, starker Ochse der gespreizten Hörner,
Der Du immer in der Herde brüllst,
Du Ochse, Kind vom Sohn des Bul Maloa.

(*The Nuer: a Description of the Modes of lifelyhood and political institutions of a Nilotic people*, von Evans-Pritchard.)

Tiere werden geboren, sie sind fühlende und sterbliche Wesen. Darin gleichen sie dem Menschen. Sie unterscheiden sich vom Menschen weniger in ihrer grundsätzlichen als in ihrer sichtbaren Anatomie –, in ihren Gewohnheiten, ihrer Zeit, ihren physischen Fähigkeiten. Sie sind sowohl gleich als auch ungleich.

»Wir wissen, was die Tiere tun und was der Biber und die Bären und der Lachs und die anderen Kreaturen brauchen, denn einmal waren unsere Männer mit ihnen verheiratet und erhielten dieses Wissen von ihren Tierfrauen.« (Indianer aus Hawaii, zitiert bei Lévi-Strauss in *Das wilde Denken*)

Die Augen eines Tieres sind, wenn sie einen Menschen betrachten, aufmerksam und wachsam. Das gleiche Tier wird wahrscheinlich andere Tiere auf die gleiche Weise ansehen. Für den Menschen ist kein besonderer Blick reserviert. Doch keine andere Gattung als die des Menschen wird den Blick des Tieres als vertraut empfinden. Andere Tiere nimmt der Blick gefangen. Der Mensch jedoch wird sich, indem er den Blick erwidert, seiner selbst bewußt.

Das Tier beobachtet ihn genau, über einen schmalen Abgrund des Nicht-Verstehens hinweg. Aus diesem Grund kann der Mensch das Tier überraschen. Doch auch das Tier – selbst wenn es domestiziert ist – vermag den Menschen zu überraschen. Der Mensch blickt ebenfalls über einen ähnlichen, wenn auch nicht identischen Abgrund des Nicht-Verstehens hinweg. Wo immer er auch hinblickt. Er blickt immer über einen Abgrund aus Unwissenheit und Angst. Wenn er nun von einem Tier *wahrgenommen wird*, wird er so gesehen, wie er seine Umgebung sieht. Weil er dies erkennen kann, wird ihm der Blick des Tieres zu einem vertrauten. Und doch ist das Tier verschieden und kann nie mit einem Menschen verwechselt werden. Daher schreibt man Tieren eine Macht zu, die sich zwar mit menschlicher Macht vergleichen läßt, doch niemals mit ihr zusammenfällt. Das Tier hat etwas Geheimnisvolles, das, anders als die Geheimnisse der Höhlen, Berge und Meere, sich in besonderer Weise an den Menschen wendet.

Die Beziehung zwischen Mensch und Tier wird vielleicht klarer, wenn man den Blick eines Tieres mit dem Blick eines anderen Menschen vergleicht. Zwischen zwei Menschen werden die zwei Abgründe, jedenfalls im Prinzip, durch die Sprache überbrückt. Wenn sie sich auch feindlich gegenüberstehen und kein Wort fällt (selbst wenn die beiden verschiedene Sprachen sprechen), ermöglicht die *bloße Existenz* der Sprache, daß zumindest einer, oder vielleicht auch beide, sich durch den anderen bestätigt. Die Sprache erlaubt es dem Menschen, auf den anderen zu rechnen wie auf sich selbst. (Die Bestätigung, die Sprache vermittelt, kann auch menschliche Unwissenheit und Angst einschließen. Beim Tier ist Angst die Reaktion auf ein Signal, beim Menschen dagegen ist sie endemisch.)

Kein Tier aber bestätigt den Menschen, weder im positiven noch im negativen Sinne. Das Tier kann getötet und gegessen werden, so daß seine Energie der des Jägers hinzugefügt wird. Das Tier kann gezähmt werden, so daß es den Bauern versorgt und für ihn arbeitet. Aber die ihm fehlende gemeinsame Sprache, sein Schweigen gewährleisten seine Distanz, seine Verschiedenheit, seine Ausgeschlossenheit vom Menschen.

Gerade wegen dieser Verschiedenheit kann jedoch das Leben eines Tieres, obwohl niemals mit dem eines Menschen zu verwechseln, als parallel zu diesem verstanden werden. Nur im Tod treffen sich die beiden parallelen Linien; kreuzen sich vielleicht nach dem Tod, um dann wieder parallel nebeneinander zu laufen: daher der weitverbreitete Glaube an die Seelenwanderung.

Auf Grund dieser Parallelität bieten die Tiere dem Menschen eine Gesellschaft an, die sich gänzlich von der menschlichen unterscheidet. Sie ist deshalb anders, weil sie der Einsamkeit des Menschen als Gattung angeboten wird.

Die nicht-sprechende Gesellschaft der Tiere wurde häufig für so gleichwertig gehalten, daß man oft die Ansicht findet, gerade dem Menschen fehle die Fähigkeit, mit den Tieren zu sprechen – daher auch die Geschichten und Legenden von außergewöhnlichen Menschen, wie etwa Orpheus, die mit den Tieren in ihrer Sprache reden konnten.

Worin bestand das Geheimnis der Gleichheit und Ungleichheit des Tieres mit dem Menschen? Das Geheimnis, dessen Existenz der Mensch sofort erkannte, als er den Blick eines Tieres auffing.

In gewissem Sinne ist die gesamte Anthropologie, die sich mit dem Übergang von der Natur zur Kultur befaßt, eine Antwort auf diese Frage. Aber es gibt auch eine allgemeine Antwort. Alle Geheimnisse handeln davon, daß Tiere *Vermittler* zwischen dem Menschen und seinem Ursprung sind. Darwins Evolutionstheorie, unauslöschlich mit dem Stempel des europäischen neunzehnten Jahrhunderts versehen, gehört dennoch einer Tradition an, die fast so alt ist wie der Mensch selbst. Tiere vermittelten zwischen dem Menschen und seinem Ursprung, weil sie dem Menschen ebenso gleich wie ungleich waren.

Die Tiere kamen aus dem Land hinter dem Horizont. Sie gehörten *dorthin* und auch *hierher*. Sie waren ebenso sterblich wie unsterblich. Das Blut eines Tieres floß wie Menschenblut, aber seine Gattung starb nicht aus, jeder Löwe war LÖWE und jeder Ochse war OCHSE. Dies – vielleicht der erste existentielle Dualismus – spiegelte sich im Umgang mit den Tieren. Sie wurden unterworfen *und* verehrt, gezüchtet *und* geopfert.

Heute finden sich noch Rudimente dieses Dualismus bei denen, die in enger Vertrautheit mit Tieren leben und von ihnen abhängig sind. Ein Bauer hat sein Schwein gern und freut sich doch, dessen Fleisch einzupökeln. Bezeichnend dafür ist, und für den Fremden aus der Stadt so schwer zu verstehen, daß die beiden Aussagen durch ein *und* verbunden sind und nicht durch ein *aber*.

Die Parallelität ihrer ähnlichen/unähnlichen Leben hatte zur Folge, daß Tiere einige der ersten Fragen herausforderten und zugleich die Antworten darauf anboten. Das erste thematische Objekt für die Malerei war das Tier. Wahrscheinlich war die erste Farbe Tierblut. Und es ist nicht unsinnig anzunehmen, daß die erste Metapher das Tier war. Rousseau behauptete in seinem *Essay über den Ursprung der Sprachen*, daß Sprache aus der Metapher geboren wurde: »Wie Emotionen die ersten Motive waren, die den Menschen dazu veranlaßten zu sprechen, so waren seine ersten Äußerungen Tropen (Metaphern). Die figurative Sprache wurde zuerst geboren, eigentliche Bedeutungen wurden erst zuletzt gefunden.«

Wenn die erste Metapher ein Tier war, so deshalb, weil die grundlegende Beziehung zwischen Mensch und Tier eine metaphorische war. In dieser Beziehung enthüllte das, was den beiden Begriffen – Mensch und Tier – gemeinsam war, auch das, was sie unterschied. Und umgekehrt.

In seinem Buch über Totemismus kommentiert Lévi-Strauss Rousseaus Überlegungen: »Weil der Mensch sich ursprünglich mit all jenen identisch fühlte, die wie er waren (zu denen wir, wie Rousseau besonders betont, die Tiere rechnen müssen), erwarb er schließlich die Fähigkeit, *sich* abzugrenzen, wie er *sie* gegeneinander abgrenzte – das heißt, die Verschiedenheiten der Arten zur begrifflichen Unterstützung für die soziale Abgrenzung zu benutzen.«

Rousseaus Erklärung über die Ursprünge der Sprache zu akzeptieren, heißt natürlich, bestimmten Fragen auszuweichen (welches war die kleinste soziale Organisation, die für den Durchbruch von Sprache notwendig gewesen ist?). Doch kann die Suche nach dem Ursprung niemals völlig befriedigt werden. Die Vermittlung der Tiere bei dieser Suche bot sich deshalb an, weil Tiere mehrdeutig bleiben.

Alle Theorien über den wahren Ursprung dienen nur dazu, das, was folgt, besser zu definieren. Wer nicht mit Rousseau übereinstimmt, bestreitet zwar den Standpunkt eines Menschen, nicht aber eine historische Tatsache. Weil die Erfahrung nahezu verlorengegangen ist, suchen wir zu definieren, warum Tier-Zeichen überall verwendet wurden, um die Erfahrung der Welt darzustellen.

Man sah Tiere in acht der zwölf Zeichen des Tierkreises. Bei den Griechen war das Zeichen für jede der zwölf Stunden des Tages ein Tier. (Das erste eine Katze, das letzte ein Krokodil.) Die Hindus glauben, daß die Erde auf dem Rücken eines Elefanten ruht, und der Elefant auf einer Schildkröte. Für die Nuer des südlichen Sudan (vgl. Roy Willis, *Man and Beast*) »lebten ursprünglich alle Lebewesen, einschließlich der Menschen, in freundschaftlichem Verhältnis miteinander in einem Camp. Der Zwist begann, als der Fuchs den Mungo dazu überredete, dem Elefanten einen Knüppel ins Gesicht zu werfen. Ein Streit folgte, und die Tiere trennten sich; jeder ging seines Weges und fing an, so zu leben, wie sie es heute alle tun, und nicht sich gegenseitig zu töten. Der Magen, der zunächst für sich allein im Busch lebte, drang in den Menschen ein, so daß er jetzt immer hungrig ist. Die Sexualorgane, die ebenfalls losgelöst waren, hängten sich bei Männern und Frauen an, so daß sie sich nun ständig gegenseitig begehren. Der Elefant lehrte den Menschen, wie man Hirse stampft, so daß er jetzt seinen Hunger nur durch endlose Arbeit stillen kann. Die Maus lehrte den Mann zu zeugen und die Frau zu gebären. Und der Hund brachte den Menschen das Feuer«.

Die Beispiele sind zahllos. Überall boten Tiere Erklärungen an, oder genauer, liehen ihren Namen oder Charakter einer Eigenschaft, die wie alle Eigenschaften in ihrem Kern mysteriös war.

Was die Menschen von den Tieren unterschied, war die menschliche Fähigkeit zum symbolischen Denken, die Fähigkeit, die untrennbar ist von der Entwicklung der Sprache, in der Worte nicht bloße Signale waren, sondern die Signifikanten von etwas anderem als sie selbst. Nun waren aber die ersten Symbole Tiere. Was die Menschen von den Tieren unterschied, wurde aus der Beziehung zu ihnen geboren.

Die *Ilias* ist einer der ersten uns zugänglichen Texte, und in ihr enthüllt die Verwendung der Metapher noch die Nähe von Mensch und Tier, jene Nähe, aus der die Metapher selbst entstand. Homer beschreibt den Tod eines Soldaten auf dem Schlachtfeld und dann den Tod eines Pferdes. Beide Tote sind in Homers Augen in gleicher Weise transparent; es gibt in dem einen Fall nicht mehr Brechung als in dem anderen.

»Aber Idomeneus traf in des Erymas' Mund mit des Erzes/ Stoss; und es drang aus dem Nacken die eherne Lanze durchbohrend/ Unter dem Hirn ihm hervor und zerbrach die Gebeine des Hauptes;/ Und ihm entstürzten die Zähn', und Blut erfüllte die Augen/ Beid', auch atmet' er Blut aus dem offenen Mund und der Nase/ Röchelnd empor; und dunkles Gewölk des Todes umhüllt' ihn.« Das war ein Mensch.

Drei Seiten weiter ist es ein Pferd, das getroffen zu Boden sinkt: »Auch Sarpedon verfehlt' ihn selbst (Patroklos) mit der blinkenden Lanze,/ Werfend den anderen Wurf; doch Pedasos stürmt' er dem Rosse,/ Rechts in die Schulter den Speer; und es röchelte schwer aufatmend,/ Stürzete dann in den Staub mit Geschrei, und das Leben entflog ihm.« Das war ein Tier.

Das 17. Buch der *Ilias* beginnt damit, daß Menelaos über dem Körper des Patroklus steht, um die Trojaner daran zu hindern, ihn zu rauben. Hier setzt Homer Tiere als metaphorische Verweise ein, um die ungewöhnliche oder hervorragende Qualität verschiedener Augenblicke ironisch oder bewundernd mitzuteilen. *Ohne das Beispiel der Tiere* wären solche Augenblicke weiterhin nicht beschreibbar gewesen. »Rasch durch das Vordergewühl, mit strahlendem Erze gewappnet,/ Kam und umwandelt' er ihn wie das Kalb die blökende Starke,/ Die ihr erstes gebar, noch neu den Sorgen der Mutter:/ Also umging Patroklos der bräunliche Held Menelaos.«

Ein Trojaner attackiert ihn, und Menelaos ruft voller Ironie Zeus an: »Vater Zeus, nicht ziemt es, so trotzige Worte zu rufen!/ Nie doch trotzt ein Pardel so fürchterlich, nie auch ein Löwe,/ Noch der Eber des Waldes, der grimmige, welchen vor allen/ Grasser Zorn im Busen mit drohender Stärke daherschnaubt,/ Als sich Panthaos' Söhne, die Lanzenschwinger, erheben!«

Menelaos tötet daraufhin den Trojaner, der ihn angriff, und niemand wagt es hinfort, sich ihm zu nähern. »Jetzt, wie ein Löw im Gebirge genährt, der Stärke vertrauend,/ Hascht aus der weidenden Herde die Kuh, die am schönsten hervorschien;/ Erst, dann schlürft er das Blut und die Eingeweide hinunter / Und zerfleischt; doch ringsum die Hund' und die Männer des Hirten/ Scheuchen ihn laut anschreiend von fernher, aber auch keiner/ Wagt ihm entgegen zu gehn; denn es fasste sie bleiches Entsetzen:/ Also wagt' auch keiner, das mutige Herz in dem Busen,/ Dort ihm entgegen zu gehn, dem rühmlichen Held Menelaos.«

Jahrhunderte nach Homer systematisiert Aristoteles in seiner *Geschichte der Tiere,* dem ersten bedeutenden wissenschaftlichen Werk zu diesem Thema, die vergleichbare Beziehung zwischen Mensch und Tier.

»Bei der Mehrzahl der Tiere findet man Spuren von physischen Eigenschaften und Haltungen, die bei den Menschen etwas stärker differenziert sind. Denn genauso, wie wir auf Ähnlichkeiten in den physischen Organen hinweisen, erkennen wir in einer Reihe von Tieren Sanftmut und Wildheit, Milde oder Gereiztheit, Mut oder Furchtsamkeit, Angst oder Vertrauen, Optimismus oder gemeine List, und im Hinblick auf die Intelligenz etwas der Klugheit Verwandtes. Einige dieser Eigenschaften unterscheiden sich beim Menschen nur quantitativ, wenn man sie mit den entsprechenden Eigenschaften bei Tieren vergleicht: das heißt, daß der Mensch mehr oder weniger von einer Eigenschaft hat, und ein Tier mehr oder weniger von einer anderen; andere Eigenschaften im Menschen werden von analogen und nicht identischen Eigenschaften repräsentiert; so wie wir zum Beispiel beim Menschen Wissen, Weisheit und Klugheit finden, so finden wir bei Tieren ein gewisses natürliches Potential, das mit diesen Eigenschaften verwandt ist. Die Wahrheit dieser Behauptung versteht man besser, wenn man sich das Phänomen der Kindheit ansieht: denn in Kindern beobachten wir die Spuren und Samen dessen, was eines Tages feste psychologische Gewohnheiten sein werden, obwohl sich ein Kind psychologisch vorerst kaum von einem Tier unterscheidet...«

Den meisten modernen ›gebildeten‹ Lesern wird diese Passage, fürchte ich, zwar edel, aber zu anthropomorphisierend vorkommen. Sanftmut, Gereiztheit, Scharfsinn, so werden sie argumentieren, sind keine moralischen Qualitäten, die Tieren zugeschrieben werden können. Und die Behavioristen würden diesen Einwand unterstützen.

Doch bis zum 19. Jahrhundert war der Anthropomorphismus wesentlich für die Beziehung zwischen Mensch und Tier und brachte ihre Verwandtschaft zum Ausdruck. Er war das Residuum der ständigen Verwendung von Tiermetaphern. Während der letzten zwei Jahrhunderte verschwanden die Tiere allmählich. Heute leben wir ohne sie. Und in dieser neuen Einsamkeit macht uns der Anthropomorphismus doppelt unsicher.

Der entscheidende theoretische Bruch kam mit Descartes. Der Dualismus, der in der Beziehung des Menschen zum Tier lag, wurde von Descartes internalisiert, er verlegte ihn *in den Menschen*. Indem er strikt den Körper von der Seele trennte, überließ er den Körper den Gesetzen der Physik und Mechanik, und da Tiere keine Seele besaßen, wurde das Tier auf das Modell einer Maschine reduziert.

Die Konsequenzen jenes von Descartes eingeleiteten Bruchs wurden nur langsam spürbar. Erst etwa ein Jahrhundert später zeigt der große Naturforscher Buffon – obwohl auch er das Maschinenmodell akzeptiert und anwendet, um Tiere und ihre Fähigkeiten zu klassifizieren –, wieder eine gewisse Zuneigung gegenüber Tieren, die sie zeitweise erneut als Gefährten gelten läßt. In dieser Zärtlichkeit liegt ein bißchen Neid.

Denn was der Mensch tun muß, um das Tier, das Mechanische in sich zu überwinden, und das zu tun, was der ihm eigenen Spiritualität entspricht, ist oft qualvoll. Und deshalb scheint sich ihm das Tier trotz des Maschinenmodells vergleichsweise einer gewissen Unschuld zu erfreuen. Man hat dem Tier die Erfahrungen und Geheimnisse fortgenommen, und diese neu erfundene ›Unschuld‹ ruft nun im Menschen eine Art Nostalgie hervor. Zum ersten Mal versetzt man die Tiere in eine *entschwindende* Vergangenheit. In der Passage über den Biber heißt es bei Buffon:

»In dem Maße, wie sich der Mensch über den Naturzustand erhoben hat, sind die Tiere unter ihn hinabgefallen: erobert und versklavt oder als Rebellen behandelt und mit Gewalt in alle Winde verstreut, haben sich ihre Gemeinschaften aufgelöst, ist ihre *Fertigkeit* unproduktiv geworden und ihre Kunst verschwunden; jede Spezies hat ihre allgemeinen Eigenschaften verloren, sie alle haben nur ihre besonderen Fähigkeiten behalten, die bei manchen durch Beispiel, Nachahmung und Erziehung entwickelt wurden, bei anderen durch Angst und Zwang während der ständigen Sorge zu überleben. Welche Visionen und Pläne können diese seelenlosen Sklaven haben, diese Relikte einer Vergangenheit ohne Macht?

Nur Rudimente ihrer einst wunderbaren Fertigkeit sind an längst verlassenen Orten übriggeblieben, die dem Menschen seit Jahrhunderten unbekannt waren, wo jede Spezies frei ihre natürlichen Fähigkeiten einsetzte und sie in Frieden in einer dauerhaften Gemeinschaft vervollkommnete. Die Biber sind vielleicht das einzige lebende Beispiel, das letzte Denkmal jener Tier-Intelligenz...«

Obwohl eine solche Nostalgie den Tieren gegenüber bereits eine Erfindung des 18. Jahrhunderts war, sind noch zahllose leistungsstarke Erfindungen notwendig gewesen – die Eisenbahn, Elektrizität, das Fließband, die Konservenindustrie, das Auto, chemischer Dünger –, ehe die Tiere ganz an den Rand der Aufmerksamkeit gedrückt werden konnten.

Im 20. Jahrhundert ersetzte die Dampfmaschine die Zugtiere auf den Straßen und in den Fabriken. Die Städte, die mit immer größerer Geschwindigkeit wuchsen, verwandelten das umliegende Land in Vororte, wo Feldtiere, wilde oder domestizierte, selten wurden. Die kommerzielle Ausbeutung bestimmter Tierarten (Bisons, Tiger, Rentiere) hat diese nahezu ausgelöscht. Das Wildleben, jedenfalls was davon übriggeblieben ist, bleibt in immer höherem Maße auf Nationalparks und Reservate beschränkt.

Schließlich wurde das Modell von Descartes noch übertroffen. In den ersten Stadien der Industriellen Revolution hat man Tiere als Maschinen eingesetzt. Ebenso Kinder. Später, in den sogenannten postindustriellen Gesellschaften, behandelt man sie als Rohmaterial. Tiere, die man als Nahrungsmittel braucht, werden wie Fabrikwaren weiterverarbeitet.

»Eine andere riesige Anlage, die man jetzt in Nord-Carolina plant, wird eine Fläche von 150000 Hektar umfassen, aber nur 1000 Menschen beschäftigen, einen pro 15 Hektar. Maschinen, auch Flugzeuge, säen den Samen aus, düngen und ernten. Damit füttert man die 50000 Rinder und Schweine... diese Tiere werden niemals den Boden berühren.

Sie werden in speziell entworfenen Ställen gezüchtet, aufgezogen und bis zu ihrer Reife gefüttert.« (Susan George, *How the Other Half Dies*)

Diese Reduktion des Tieres, die sowohl eine theoretische als auch eine ökonomische Geschichte hat, gehört dem gleichen Prozeß an wie jene, durch die Menschen auf isolierte produktive und konsumierende Einheiten reduziert worden sind. Tatsächlich erfolgte in dieser Zeit der Zugang zum Menschen nach dem Muster des Zugangs zum Tier. Der am Mechanischen orientierte Blick auf die Arbeitskapazität des Tieres wurde später auf die der Arbeiter übertragen. F.W. Taylor, der den ›Taylorismus‹ des ›wissenschaftlichen‹ Managements der Industrie entwickelte, schlug vor, daß die Arbeit »so stupide« und so phlegmatisch sein müsse, daß der Arbeiter »in seiner mentalen Verfassung eher dem Ochsen als irgendeinem anderen Typ ähnele«. Fast alle modernen Techniken der sozialen Konditionierung wurden zunächst anhand von Tierexperimenten aufgestellt. Ebenso die Methoden der sogenannten Intelligenztests. Heute haben Behavioristen wie Skinner die eigentliche Vorstellung vom Menschen in die Grenzen dessen verbannt, was sie aus ihren künstlichen Tests mit Tieren geschlossen haben.

Gibt es nicht doch eine Möglichkeit, daß sich die Tiere, anstatt zu verschwinden, weiterhin vermehren? Niemals hat es so viele Haustiere gegeben, wie man sie heute in den Städten der Industrieländer findet. Man schätzt, daß es in den Vereinigten Staaten mindestens vierzig Millionen Hunde gibt, vierzig Millionen Katzen, fünfzehn Millionen Vögel und zehn Millionen andere Haustiere.

In der Vergangenheit hielten sich die Familien aller Klassen Haustiere, weil sie nützlich waren – Wachhunde, Jagdhunde, mäusefressende Katzen und so weiter. Das Halten von Tieren nicht im Hinblick auf ihre Nützlichkeit, genauer das Halten von ›pets‹ (im 16. Jahrhundert meinte das Wort im allgemeinen ein Lamm, das von Hand aufgezogen wurde), ist eine moderne Einrichtung, und in dem gesellschaftlichen Ausmaß, wie es heute existiert, einzigartig. Es gehört zum allgemeinen aber individuellen Rückzug in die private kleine Familieneinheit, der mit Erinnerungsstücken an die äußere Welt dekoriert oder ausgestattet wird, durch den sich Konsumgesellschaften auszeichnen.

Der kleinen Einheit des Familienlebens fehlt es an Raum, Erde, Boden, anderen Tieren, den Jahreszeiten, den natürlichen Temperaturen und anderem mehr. Das Haustier wird entweder sterilisiert oder sexuell isoliert, in seiner Bewegungsfreiheit außerordentlich eingeschränkt, fast aller Kontakte mit anderen Tieren beraubt und mit künstlicher Nahrung gefüttert. Das ist der materielle Prozeß, der sich hinter dem Gemeinplatz verbirgt, daß Haustiere ihren Herrchen oder Frauchen zu ähneln beginnen. Sie sind die Geschöpfe der Lebensweise ihres Besitzers.

Genauso wichtig ist es, in welcher Weise der gewöhnliche Tierhalter zu seinem Tier steht. (Nebenbei: Kinder spielen eine etwas andere Rolle.) Das Tier *vervollständigt* ihn, antwortet auf gewisse Aspekte seines Charakters, die sonst unbestätigt blieben. Er kann für sein Tier jemand sein, der er für niemanden oder nichts sonst ist. Darüber hinaus kann das Haustier in der Weise abgerichtet werden, daß es so reagiert, als wenn es dies auch erkennen könnte. Das Haustier spiegelt einen Charakterzug seines Besitzers, der sonst nie reflektiert wird. Aber da in dieser Beziehung die Autonomie beider Beteiligten verlorengegangen ist (der Besitzer ist der Spezielle-Mensch-der-er-nur-für-sein-Tier-ist, und das Tier hängt von seinem Besitzer in allen seinen physischen Bedürfnissen ab), wurde die Parallelität ihrer beiden getrennten Leben zerstört.

Die kulturelle Verdrängung der Tiere ist natürlich ein komplexerer Prozeß als ihre physische Verdrängung. Die Phantasietiere können nicht so leicht verjagt werden. Sprichwörter, Träume, Spiele, Geschichten, Aberglauben, die Sprache selbst, erinnern an sie: die sind nicht verjagt worden, statt dessen hat man sie anderen Kategorien zugeschrieben, so daß die Kategorie *Tier* ihre zentrale Bedeutung verloren hat. Vor allem hat man die Tiere den Kategorien *Familie* und *Schauobjekte* zugeordnet.

Die in die Familie gewählt wurden, ähneln in gewisser Weise den Haustieren. Aber da sie keine physischen Bedürfnisse oder Begrenzungen wie die wirklichen Haustiere haben, kann man sie völlig in menschliche Puppen verwandeln. Die Bücher und Zeichnungen von Beatrix Potter sind ein frühes Beispiel; alle Tierproduktionen der Disney-Industrie sind ein neueres und extremeres. In diesen Werken wird die Banalität der herrschenden sozialen Praktiken *universalisiert,* indem man sie auf das Tierreich projiziert. Der folgende Dialog zwischen Donald Duck und seinen Neffen spricht für sich selbst.

Donald: Mensch, was für ein Tag! Ein perfekter Tag zum Fischen, zum Bootfahren, zum Verabreden oder zum Picknicken – nur kann ich *nichts* davon machen!

Neffe: Warum nicht, Onkel Donald? Was hält dich davon ab?

Donald: Das liebe Geld, Jungs! Wie immer bin ich blank, und es sind noch Äonen bis zum Zahltag.

Neffe: Du könntest einen Spaziergang machen. Onkel Donald – geh doch Vögel beobachten.

Donald: (Seufz!) Wahrscheinlich *muß* ich! Aber zuerst warte ich noch auf den Postboten. Er bringt vielleicht gute Nachrichten!

Neffe: Wahrscheinlich einen Scheck von einem unbekannten Verwandten aus Geldstadt?

Abgesehen von ihrem Äußeren, sind diese Tiere in der sogenannten schweigenden Mehrheit aufgegangen.

Die Tiere, die zum Schauobjekt geworden sind, sind auf andere Weise verschwunden. In den Schaufenstern der Buchläden zu Weihnachten sind etwa ein Drittel der ausgestellten Bücher Tierbilderbücher. Junge Eulen oder Giraffen, die die Kamera in einem Bereich festhält, der, obwohl er für die Kamera völlig sichtbar ist, niemals vom Betrachter betreten werden wird. Alle Tiere erscheinen, als würde man sie wie Fische durch das platte Glas eines Aquariums sehen. Die Gründe dafür sind sowohl technischer als auch ideologischer Art. In technischer Hinsicht dienen die Geräte, die man verwendet, um immer verblüffendere Bilder zu erhalten – versteckte Kameras, Teleskope, Blitz, Fernsteuerung und so weiter – dazu, Bilder herzustellen, die in sich vielfältige Momente ihrer eigentlichen *Unsichtbarkeit* enthalten. Es gibt diese Bilder nur dank der Existenz einer technischen Hellsichtigkeit.

Ein vor Jahren erschienenes, sehr gut gemachtes Buch mit Tierphotographien (*La Fête Sauvage* von Frédérik Rossif) erklärt im Vorwort: »Jedes dieser Bilder dauerte in der realen Zeit weniger als drei Hundertstel Sekunden, das heißt, sie liegen weit über der Kapazität des menschlichen Auges. Was wir hier sehen, wurde nie zuvor gesehen, weil es völlig unsichtbar ist.«

Für die damit verbundene Ideologie sind Tiere immer die Beobachteten. Die Tatsache, daß sie uns beobachten können, hat jede Bedeutung verloren. Sie sind die Objekte unseres sich immer weiter ausdehnenden Wissens. Was wir über sie wissen, ist das Maß unserer Machtfülle, und daher ein Maß dessen, was uns von ihnen trennt. Je mehr wir wissen, desto weiter sind sie von uns entfernt.

Doch die gleiche Ideologie besagt auch, wie Lukàcs in *Geschichte und Klassenbewußtsein* hervorhebt, daß Natur eine Wertvorstellung ist. Ein Wert, der den sozialen Institutionen entgegengesetzt wird, die den Menschen seines natürlichen Wesens berauben und ihn einsperren. »Die Natur gewinnt auf diese Weise die Bedeutung des Organisch-Gewachsenen, des Nicht-vom-Menschen-Geschaffenen, im Gegensatz zu den künstlichen Strukturen der menschlichen Zivilisation. Gleichzeitig kann sie als jener Aspekt menschlicher Innerlichkeit verstanden werden, der natürlich geblieben ist, oder zumindest dazu neigt oder sich danach sehnt, wieder natürlich zu werden.« Dieser Naturauffassung zufolge wird das Leben des wilden Tiers zum Ideal, zu einem internalisierten Ideal, das einen verdrängten Wunsch in Form eines Gefühls umkleidet. Das Bild des wilden Tieres wird zum Ausgangspunkt eines Tagtraums: der Punkt, von dem aus der Tagträumer weggeht und uns dabei den Rücken zukehrt.

Den Grad der Verwirrung, mit dem wir es hier zu tun haben, bezeichnet die folgende Geschichte, die in einer englischen Zeitung veröffentlicht wurde: »Die Londoner Hausfrau Barbara Carter gewann auf einer Wohltätigkeitsveranstaltung den Wettbewerb ›Wünsch Dir was‹ und sagte, sie wolle einen Löwen küssen und in die Arme nehmen. Am Mittwochabend lag sie mit einem Schock und Verletzungen am Hals im Krankenhaus. Man hatte Mrs. Carter, 46, am Mittwoch zu den Löwengehegen des Safari-Parks in Bewdley gebracht. Als sie sich vorbeugte, um die Löwin Suki zu streicheln, stürzte sich diese auf sie und riß sie zu Boden. Die Wärter sagten später: ›Wir scheinen uns sehr getäuscht zu haben. Denn wir haben die Löwin immer für vollkommen harmlos gehalten.‹«

Die Darstellung von Tieren in der romantischen Malerei des 19. Jahrhunderts brachte bereits das Eingeständnis ihres drohenden Verschwindens. Die Bilder zeigen Tiere, die sich in eine nur in der Vorstellung existierende Wildnis *zurückziehen*. Es gab jedoch einen Künstler im 19. Jahrhundert, der von der kurz bevorstehenden Transformation besessen war, und dessen Werk eine unheimliche Illustration dieses Prozesses darstellte. Grandville veröffentlichte sein Werk »Das öffentliche und private Leben der Tiere« in Fortsetzungen von 1840–1842.

Auf den ersten Blick scheinen Grandvilles Tiere, die wie Männer und Frauen gekleidet sind und sich als solche verhalten, der alten Tradition anzugehören, wo eine Person als Tier dargestellt wird, damit einer ihrer oder seiner Charakterzüge um so deutlicher zutage treten kann. Es schien so, als ob man eine Maske aufsetzte, aber sie diente doch der Demaskierung. Das Tier stellt den fraglichen Charakterzug besonders ausgeprägt dar: der Löwe absoluten Mut; der Hase Geilheit. Das Tier lebte einst ganz nahe am Ursprung der Eigenschaft. Durch das Tier wurde die erste Eigenschaft sichtbar. Und deshalb leiht das Tier ihr seinen Namen.

Doch wenn man Grandvilles Stiche länger betrachtet, wird man sich bewußt, daß der Schock, den sie vermitteln, in Wirklichkeit von einem ganz anderen Moment ausgeht, als man zunächst vermutete. Diese Tiere wurden nicht »ausgeliehen«, um die Menschen zu erklären, nichts wird demaskiert; im Gegenteil. Diese Tiere sind Gefangene einer menschlich/sozialen Situation, in die sie hineingezwungen wurden. Der Geier als Hauswirt ist auf noch schrecklichere Weise habgierig denn als Vogel. Die Krokodile am Tisch sind beim Essen noch gieriger als im Fluß.

Hier werden Tiere weder dazu benutzt, uns die Ursprünge ins Gedächtnis zurückzurufen, noch als moralische Metaphern; sie werden *en masse* eingesetzt, um Situationen zu »bevölkern«. Die Bewegung, die mit der Banalität eines Disney endet, begann als ein beunruhigender prophetischer Traum im Werk Grandvilles.

Die Hunde in Grandvilles Stich vom Hunde-Gehege sind keineswegs hündisch; sie haben die Physiognomien von

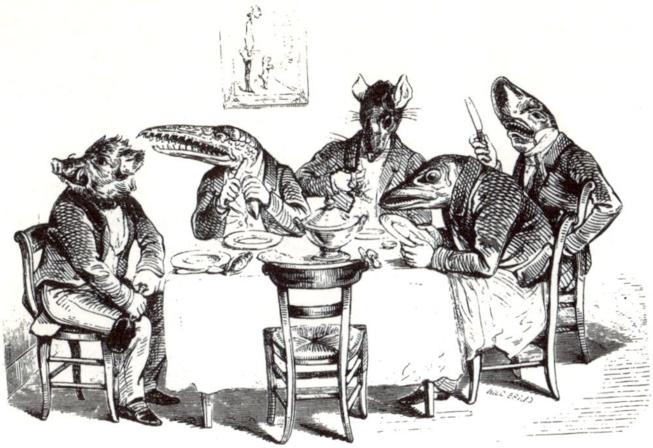

Ein unverhoffter Besuch von Grandville

Hunden, aber sie leiden *wie Menschen* unter der Gefangenschaft.

Der Bär ist ein guter Vater zeigt einen Bären, der betrübt einen Kinderwagen zieht, wie irgendein menschlicher Brotverdiener. Grandvilles erstes Buch endet mit den Worten »Nun gute Nacht, lieber Leser. Geh' nach Hause, schließ' Deinen Käfig gut ab, schlaf' fest und träume angenehm. Bis morgen.« Tiere und Menschen sind allmählich zu Synonymen geworden, was nichts anderes heißt, als daß die Tiere langsam verschwinden.

Eine spätere Zeichnung Grandvilles mit dem Titel *Die Tiere gehen auf die Dampf-Arche* macht dies deutlich. In der jüdisch-christlichen Tradition war Noahs Arche die erste geordnete Zusammenkunft von Tieren und Menschen. Diese Zusammenkunft ist jetzt vorüber. Grandville zeigt uns die große Abreise. Auf einem Quai zieht langsam eine lange Reihe der verschiedenen Tierarten vorbei, uns den Rücken zugewandt. In ihrer Haltung spiegeln sich all die Zweifel der letzten Minute, von denen Emigranten bewegt werden. In einiger Ferne ist eine Rampe, über die die ersten bereits die Arche betreten haben, die, gebaut im Stil des 19. Jahrhunderts, aussieht wie ein amerikanisches Dampfboot. Der Bär. Der Löwe. Der Esel. Das Kamel. Der Hahn. Der Fuchs. Exeunt.

»Etwa im Jahr 1867«, schreibt der *Londoner Zooführer*, »sang ein Music-Hall-Künstler namens The Great Vance ein Lied, das *Walking in the zoo is the OK thing to do* hieß, und in der Folge wurde das Wort ›Zoo‹ in den allgemeinen Sprachschatz aufgenommen. Durch den Londoner Zoo gelangte auch das Wort ›Jumbo‹ in die englische Sprache. Jumbo war ein riesenhafter afrikanischer Elefant, der von 1865 bis 1882 im Zoo lebte. Queen Victoria interessierte sich für ihn, seine Tage beschloß er als der Star des weltberühmten Zirkus Barnum, der durch Amerika reiste – und nun lebt sein Name weiter, um Dinge von riesenhaften Ausmaßen zu beschreiben.«

Öffentliche Zoos entstanden zu Beginn einer Zeit, die das Verschwinden der Tiere aus dem täglichen Leben erleben sollte. Der Zoo, in den die Leute gehen, um mit den Tieren zusammenzukommen, sie zu beobachten, sie zu sehen, ist in der Tat ein Denkmal für die Unmöglichkeit solcher Begegnungen. Moderne Zoos sind das Epitaph für eine Beziehung, die so alt war wie der Mensch selbst. Man sieht sie jedoch nicht als solche an, da die Fragen, die man an den Zoo stellt, immer falsch gewesen sind.

In der Zeit, als die Zoos gegründet wurden, der Londoner Zoo 1828, der Jardin des Plantes 1793, der Berliner Zoo 1844, brachten sie den großen Städten ein beträchtliches Prestige. Dieses Prestige besaßen vorher die privaten königlichen Menagerien. Die Menagerien dienten der Zurschaustellung der Macht und des Reichtums eines Herrschers oder Königs, genauso wie Vergoldungen, große Architektur, Orchester, Spieler, Einrichtungen, Zwerge, Akrobaten, Uniformen, Pferde, Kunst und die große Küche. Auch im 19. Jahrhundert demonstrierten die öffentlichen Zoos die moderne koloniale Macht. Das Fangen der Tiere stellte symbolisch die Eroberung all der entfernten und exotischen Länder dar. ›Entdecker‹ bewiesen ihren Patriotismus, wenn sie einen Tiger oder Elefanten nach Hause schickten. Die Schenkung eines exotischen Tieres an den Zoo der Hauptstadt wurde zu einem Unterpfand in der Politik der diplomatischen Beziehungen.

Trotzdem mußte der Zoo, wie jede andere öffentliche Institution des 19. Jahrhunderts, wie sehr er auch die Ideologie des Imperialismus stützte, gleichzeitig eine unabhängige und bürgerliche Funktion beanspruchen. Der Anspruch lief darauf hinaus, daß er eine Art Museum sei, dessen Zweck darin bestand, das Wissen und das allgemeine Verständnis zu fördern. Daher kommen die ersten Fragen, die man an den Zoo richtete, aus dem Bereich der Naturgeschichte; man dachte damals, man könnte das natürliche Leben der Tiere sogar unter solch unnatürlichen Bedingungen studieren. Ein Jahrhundert später stellten erfahrene Zoologen wie Konrad Lorenz behavioristische und ethnologische Fragen, die ausdrücklich den Zweck verfolgten, mehr über die Ursprünge menschlichen Handelns durch das Studium der Tiere unter experimentellen Bedingungen zu erfahren.

Mittlerweile besuchen jedes Jahr Millionen die Zoos, aus einer Neugier heraus, die so groß, so vage und so persönlich ist, daß es schwerfällt, sie in einer einzigen Frage zu formulieren. In Frankreich besuchen heute jährlich 22 Millionen Menschen die 200 Zoos. Ein hoher Prozentsatz der Besucher waren und sind Kinder.

Die Kinder sind in der industrialisierten Welt von der Bildersprache der Tiere umgeben: Spielzeuge, Cartoons, Bilder, Dekorationen aller Art stellen Tiere dar. Keine andere Art von Bildersprache kann sich mit der der Tiere messen. Das offensichtlich spontane Interesse der Kinder an Tieren könnte einen zur Annahme verführen, dies sei immer so gewesen. Natürlich waren einige der ersten Spielzeuge (als das Spielzeug der großen Mehrheit der Bevölkerung noch unbekannt war) Tiere. Ebenso enthalten die Kinderspiele auf der ganzen Welt reale oder vorgestellte Tiere. Doch erst im 19. Jahrhundert gehörten Nachbildungen von Tieren zur üblichen Ausstattung der Kinderstuben der Mittelklasse, und dann – in diesem Jahrhundert, mit den aufkommenden riesigen Werbungs- und Verkaufssystemen wie z.B. Disneys – in jede Kinderstube.

In früheren Jahrhunderten gab es nur wenige Tierspielzeuge. Sie erzeugten nicht die Illusion, Tiere realistisch abzubilden, sondern waren nur symbolisch gemeint. Es ist der Unterschied zwischen dem traditionellen Steckenpferd und dem Schaukelpferd: ersteres war einfach ein Stock mit einem stilisierten Kopf, den die Kinder wie einen Besenstiel ritten; letzteres war eine genaue »Nachbildung« eines Pferdes, realistisch angemalt, mit echten Zügeln aus Leder, einer echten

Mähne aus Pferdehaar und einer Bewegung, die der eines galoppierenden Pferdes ähneln soll. Das Schaukelpferd war eine Erfindung des 19. Jahrhunderts.

Die neue Nachfrage nach naturähnlichem Tierspielzeug führte zu anderen Herstellungsmethoden. Man produzierte die ersten ausgestopften Tiere, und die teuersten wurden mit echter Tierhaut überzogen – gewöhnlich die Haut totgeborener Kälber. Zur gleichen Zeit tauchten die ersten weichen Tiere auf – Bären, Tiger, Hasen –, eben solche, die Kinder gerne mit ins Bett nehmen. Und so fällt die Herstellung realistischen Tierspielzeugs mehr oder weniger mit der Entstehung der öffentlichen Zoos zusammen.

Der Familienbesuch im Zoo ist meistens eine sentimentalere Angelegenheit als der Besuch eines Jahrmarkts oder Fußballspiels. Die Erwachsenen nehmen ihre Kinder mit in den Zoo, um ihnen die Originale ihrer »Nachbildungen« zu zeigen, vielleicht auch in der Hoffnung, etwas von der Unschuld jener reproduzierten Tierwelt wiederzufinden, an die sie sich aus ihrer eigenen Kindheit erinnern.

Die Tiere entsprechen selten den Erinnerungen der Erwachsenen, während sie den Kindern meistens unerwartet lethargisch und langweilig vorkommen. (So häufig, wie man Tiere im Zoo schreien hört, so oft hört man Kinder laut rufen: Wo ist er? Warum bewegt er sich nicht? Ist er tot?) Und so könnte man die Frage der meisten Besucher, die sie zwar bewegt, die sie aber dennoch nicht aussprechen, vielleicht folgendermaßen formulieren: Warum sind diese Tiere so viel unbedeutender, als ich gedacht hatte? Und diese unprofessionelle, unausgesprochene Frage verdient es, beantwortet zu werden.

Ein Zoo ist ein Ort, wo so viele Arten und Varianten von Tieren wie möglich gesammelt werden, damit man sie sehen, beobachten, studieren kann. Im Prinzip ist jeder Käfig ein Rahmen um das Tier im Inneren. Die Besucher gehen in den Zoo, um Tiere anzuschauen. Sie gehen von einem Käfig zum anderen, Besuchern einer Kunstgalerie nicht unähnlich, die vor einem Bild stehenbleiben und sich dann zum nächsten oder übernächsten begeben. Doch im Zoo ist der Blickpunkt immer falsch. Wie bei einem unscharfen Bild. Man hat sich jedoch so sehr daran gewöhnt, daß man es kaum noch bemerkt; oder man zieht vielmehr eine Entschuldigung der

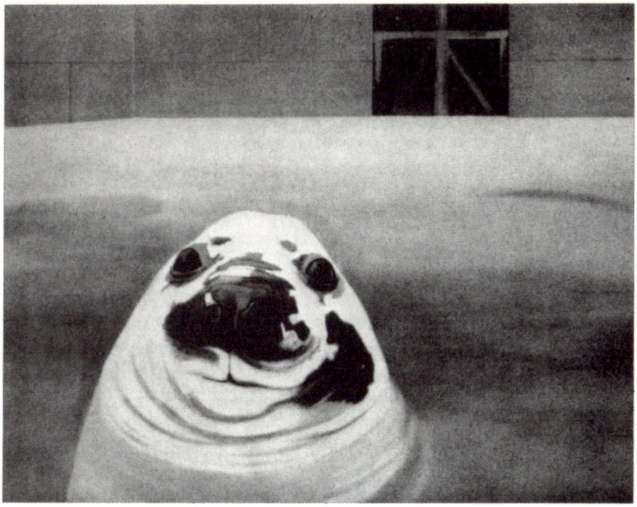

Grünes Interieur (Ausschnitt) von Gilles Aillaud

Enttäuschung vor, so daß man sie nicht mehr fühlt. Folgende Entschuldigung: Was erwartest du? Du wolltest ja nicht etwas Totes ansehen, es ist lebendig. Es lebt sein eigenes Leben. Warum sollte dies mit seiner völligen Sichtbarkeit zusammenhängen? Der Gedankengang dieser Entschuldigung stimmt jedoch nicht ganz. Die Wahrheit ist verblüffender.

Ganz gleich, wie man diese Tiere ansieht, selbst wenn das Tier direkt am Gitter steht und weniger als einen halben Meter von einem entfernt ist und in Richtung des Publikums blickt, *sieht man etwas, das ganz und gar nebensächlich geworden ist;* und alle Konzentration, die man aufbringt, genügt niemals, um es ins Zentrum der Aufmerksamkeit zu rücken. Warum ist das so?

In gewissen Grenzen sind die Tiere frei, aber sie selbst und auch ihre Zuschauer setzen ihre Gefangenschaft als gegeben voraus. Die Sichtbarkeit durch das Glas, der Raum vor und hinter dem Gitter oder der leere Raum über dem Graben sind nicht das, was sie zu sein scheinen – wenn sie es wären, würde sich alles ändern. Sichtbarkeit, Raum und Luft sind also auf bloße Zeichen reduziert.

Manchmal nimmt das Dekor, das den zeichenhaften Charakter dieser Elemente akzeptiert, wieder auf sie Bezug, um die reine Illusion zu erzeugen – wie etwa bei den gemalten Prärien oder den blau gestrichenen Felstümpeln im hinteren Teil der Käfige kleiner Tiere. Manchmal werden dadurch nur weitere Zeichen hinzugefügt, um ein wenig an die für das Tier natürliche Landschaft zu erinnern – so die toten Äste eines Baumes für Affen, künstliche Felsen für Bären, Kiesel und flaches Wasser für Krokodile. Diese zusätzlichen Zeichen dienen zwei verschiedenen Zwecken: für den Zuschauer sind sie wie Theaterkulissen; für das Tier stellen sie das äußerste Minimum einer Umgebung dar, in der es physisch existieren kann.

Die Tiere, die man voneinander isolierte und ohne Kontakt mit anderen Arten ließ, sind völlig von ihren Pflegern abhängig geworden. Folglich haben sich die meisten ihrer Reaktionen geändert. Was im Mittelpunkt ihres Interesses stand, wurde durch ein passives Warten auf eine Reihe willkürlicher Unterbrechungen von außen ersetzt. Die Ereignisse, die sie um sich herum beobachten, sind vom Standpunkt ihrer natürlichen Reaktionen ebenso unwirklich wie die gemalten Prärien. Gleichzeitig garantiert gerade diese Isolation (jedenfalls gewöhnlich) ihr langes Leben als Ausstellungsstück und erleichtert ihre Klassifizierung.

All dies macht sie zu Randfiguren. Der Raum, in dem sie leben, ist künstlich. Daher die Tendenz, sich immer am Rand aufzuhalten. (Möglicherweise befindet sich jenseits der Grenzen wirklicher Raum.) In manchen Käfigen ist das Licht ebenfalls künstlich. In allen Fällen jedoch ist die Umgebung unwirklich. Nichts umgibt die Tiere außer ihrer eigenen Lethargie oder ihrer Hyperaktivität. Sie haben nichts, auf das sie einwirken könnten – ausgenommen, ganz kurz, das Fressen, das man ihnen bringt, und gelegentlich einen Artgenossen, den man ihnen zuführt. (Deshalb werden ihre wiederkehrenden Aktivitäten zu nebensächlichen Handlungen ohne Objekt.) Endlich haben ihre Abhängigkeit und ihre Isolation ihre Reaktionen so konditioniert, daß sie jedes Ereignis, das um sie herum stattfindet – gewöhnlich vor ihnen, wo das Publikum ist –, als nebensächlich behandeln. (Aus diesem Grund nehmen sie eine sonst ganz dem Menschen vorbehaltene Haltung an – die Gleichgültigkeit.)

Rhinozeros im Wasser von Gilles Aillaud

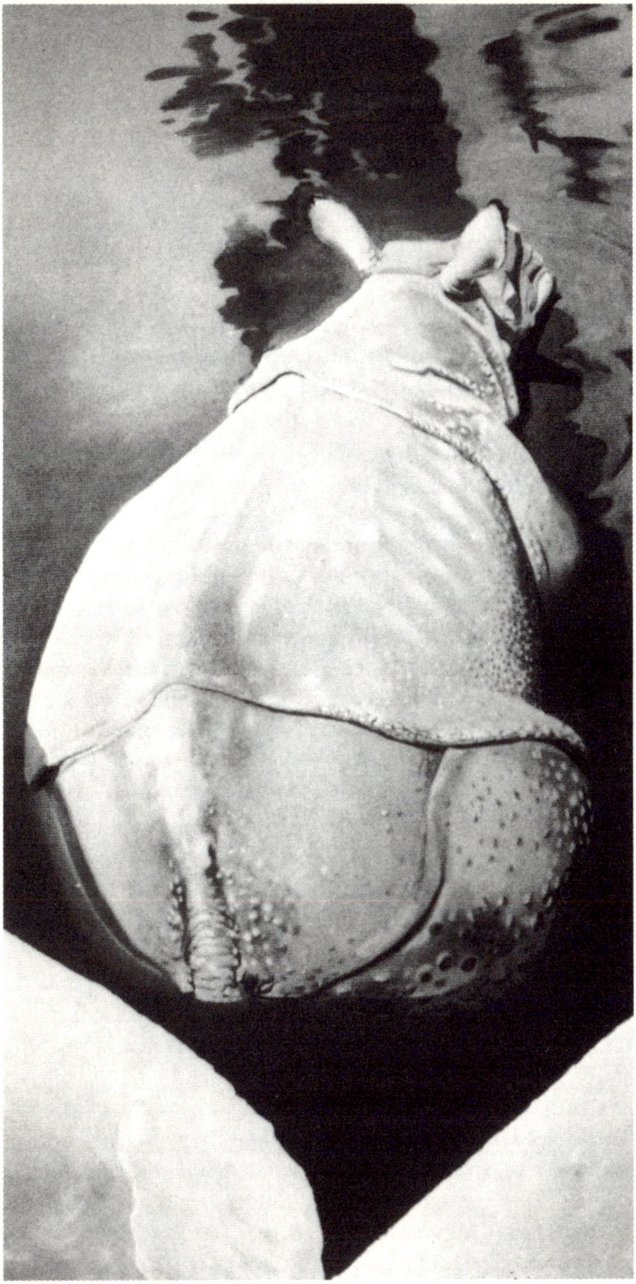

Zoos, naturgetreues Tierspielzeug und die allgemeine kommerzielle Verbreitung der Tier-Bildersprache kamen alle auf, als die Tiere aus dem täglichen Leben verbannt wurden. Man könnte glauben, daß solche Innovationen kompensatorisch wirken. Doch in Wirklichkeit gehören die Innovationen selbst wieder der gleichen gnadenlosen Bewegung an, die die Tiere vertrieb. Die Zoos mit ihrer theatralischen Zurschaustellung der Tiere demonstrierten tatsächlich, wie absolut nebensächlich Tiere geworden waren. Die naturgetreuen Spielzeuge steigerten die Nachfrage nach der neuen Tiergruppe: dem städtischen Haustier. Die Reproduktion der Tiere durch die bildlichen Darstellungen – da ihre biologische Reproduktion durch Geburt immer seltener zu sehen ist – wurde noch durch den Wettbewerb vorangetrieben, die Tiere noch exotischer und dem Menschen fremder zu machen.

Überall verschwinden die Tiere. In den Zoos sind sie das lebende Monument ihres eigenen Untergangs geworden. Und deshalb riefen sie ihre letzte Metapher hervor. *Der nackte Affe, Der menschliche Zoo* sind Titel von Weltbestsellern. In diesen Büchern äußert der Zoologe Desmond Morris, das unnatürliche Verhalten der Tiere in Gefangenschaft könnte uns helfen, den Streß, der durch das Leben in einer Konsumgesellschaft entsteht, zu verstehen, zu akzeptieren und zu überwinden.

Alle Orte des erzwungenen Rückzuges – Ghettos, Barakkenstädte, Gefängnisse, Irrenhäuser, Konzentrationslager – haben etwas mit den Zoos gemeinsam. Aber man macht es sich einerseits zu leicht und entzieht sich andererseits, wenn man den Zoo als Symbol einsetzt. Der Zoo verdeutlicht die Beziehung zwischen Mensch und Tier; nichts anderes. Der Verdrängung der Tiere folgt heute die Verdrängung und die Abschaffung der einzigen Klasse, die in der Geschichte immer mit Tieren vertraut war und sich jene Weisheit bewahrt hatte, die eine solche Vertrautheit mit sich bringt: der mittlere und der kleine Bauer. Diese Weisheit besteht im Akzeptieren des Dualismus, der der Beziehung zwischen Mensch und Tier zugrunde liegt. Wahrscheinlich ist die Ablehnung dieses Dualismus ein wichtiger Faktor, dem modernen Totalitarismus den Weg zu ebnen. Aber ich möchte die Grenzen jener unprofessionellen, unausgesprochenen, jedoch grundlegenden Frage, die man an den Zoo richtet, nicht überschreiten.

Der Zoo kann nur enttäuschen. Der öffentliche Zweck eines Zoos besteht darin, den Besuchern die Möglichkeit zu geben, Tiere anzusehen. Doch nirgends im Zoo kann ein Fremder dem Blick eines Tieres begegnen. Der Blick des Tieres flackert höchstens und wendet sich dann anderem zu. Die Tiere blicken aus den Augenwinkeln heraus. Sie sehen blind in die Ferne. Sie suchen alles mechanisch ab. Sie sind Begegnungen gegenüber immunisiert, da nichts mehr im *Zentrum* ihrer Aufmerksamkeit stehen kann.

Das ist die letzte Konsequenz ihrer Verdrängung. Dieser Blick zwischen Tier und Mensch, der vielleicht eine wesentliche Rolle in der Entwicklung der menschlichen Gesellschaft gespielt hat und mit dem auf jeden Fall alle Menschen noch bis vor weniger als einem Jahrhundert gelebt haben, wurde ausgelöscht. Auch wenn der Zoobesucher jedes einzelne Tier ansieht, ist er, wenn er ohne Begleitung kommt, immer allein. Der Mensch in der Masse gehört einer Spezies an, die schließlich auch isoliert wurde.

Dieser historische Verlust, als dessen Mahnmal die Zoos gelten können, ist für die Kultur des Kapitalismus nicht wiedergutzumachen.

DER ANZUG UND DIE PHOTOGRAPHIE

Was hat August Sander den Leuten gesagt, bevor er Aufnahmen von ihnen machte? Und wie drückte er sich aus, daß sie ihm alle in gleicher Weise glaubten?

Jeder von ihnen blickt mit dem gleichen Ausdruck in den Augen auf die Kamera. Soweit Unterschiede bestehen, ergeben sie sich aus Erfahrung und Charakter des Betreffenden – der Priester hat ein anderes Leben geführt als der Tapezierer; aber für sie alle stellt Sanders Kamera den gleichen Gegenstand dar.

Sagte er einfach, ihre Photographien würden ein dokumentiertes Teilstück der Geschichte sein? Und benutzte er den Begriff »Geschichte« so, daß ihre Eitelkeit und Scheu wegfielen, daß sie in das Objektiv blickten, und sich – eine seltsame historische Zeitform benutzend – sagten: *So sah ich aus?* Wir können es nicht wissen. Wir können nur die Einmaligkeit seines Werkes anerkennen, das er unter dem Gesamttitel »Menschen des Zwanzigsten Jahrhunderts« zu veröffentlichen plante.

Sein eigentliches Ziel bestand darin, in der Gegend von Köln, wo er 1876 geboren worden war, archetypische Repräsentanten für jeden möglichen Typus, jede soziale Klasse, jede Unterklasse, jede Beschäftigung, jede Berufung und jedes Privileg zu finden. Er wollte alles in allem 600 Portraitaufnahmen machen. Das Projekt wurde durch Hitlers Drittes Reich vorzeitig abgebrochen.

Sein Sohn Erich, ein Sozialist und Antinazi, wurde in ein Konzentrationslager verschickt, wo er starb; der Vater versteckte seine Archive auf dem Land. Was heute geblieben ist, ist ein außerordentliches soziales und menschliches Dokument. Kein anderer Photograph, der Portraitaufnahmen seiner eigenen Landsleute machte, hat je auf so klare Weise dokumentarisch gearbeitet.

Walter Benjamin schrieb 1931 über die Arbeit von Sander:

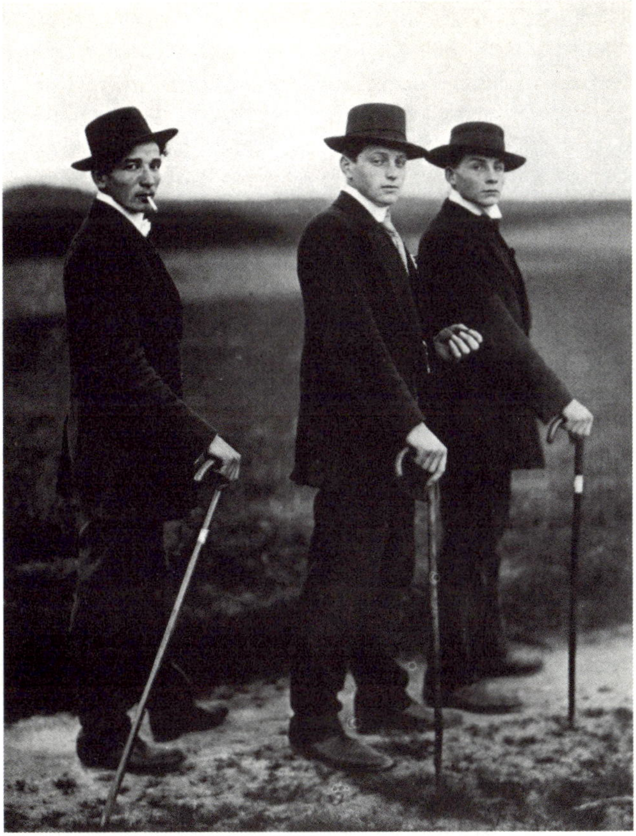

Jungbauern. Westerwald, ca. 1914

»Der Autor ist an diese ungeheure Aufgabe nicht als Gelehrter herangetreten, nicht von Rassentheoretikern oder Sozialforschern beraten, sondern, wie der Verlag sagt, ›aus der unmittelbaren Beobachtung‹. Sie ist bestimmt eine sehr vorurteilslose, ja kühne, zugleich aber auch zarte gewesen, nämlich im Sinne des Goetheschen Wortes: ›Es gibt eine zarte Empirie, die sich mit dem Gegenstand innigst identisch macht und dadurch zur eigentlichen Theorie wird.‹ Demnach ist es ganz in der Ordnung, daß ein Betrachter wie Döblin gerade auf die wissenschaftlichen Momente in diesem

Werk gestoßen ist und bemerkt: ›Wie es eine vergleichende Anatomie gibt, aus der man erst zu einer Auffassung der Natur und der Geschichte der Organe kommt, so hat dieser Photograph vergleichende Photographie getrieben und hat damit einen wissenschaftlichen Standpunkt oberhalb des Detailphotographen gewonnen.‹ Es wäre ein Jammer, wenn die wirtschaftlichen Verhältnisse die weitere Veröffentlichung dieses außerordentlichen corpus verhinderten. (...) Sanders Werk ist mehr als ein Bildbuch: ein Übungsatlas.«

Im forschenden Sinne von Benjamins Bemerkungen will ich Sanders bekannte Photographie von drei jungen Bauern untersuchen, die am Abend auf der Straße unterwegs zum Tanz sind. Es gibt soviel beschreibende Information in diesem Bild wie im Werk von Zola, einem Meister der Beschreibung. Doch will ich nur eine Sache betrachten: ihre Anzüge.

Es ist 1914. Die drei jungen Männer gehören, bestenfalls, der zweiten Generation an, die in Europa auf dem Land je solche Anzüge trug. Zwanzig oder dreißig Jahre früher gab es solche Kleidung nicht zu Preisen, die Bauern sich hätten leisten können. Bei den Jungen von heute sind steife dunkle Anzüge seltener geworden, zumindest in den Dörfern Westeuropas. Aber in einem Gutteil dieses Jahrhunderts trugen die meisten Bauern – und die meisten Arbeiter – bei feierlichen Gelegenheiten, an Sonn- und Festtagen einen dunklen, dreiteiligen Anzug.

Wenn ich im Dorf, in dem ich wohne, zu einem Begräbnis gehe, haben ihn die Männer meines Alters und Ältere immer noch an. Natürlich gab es modische Veränderungen: Die Weite der Hosen und Aufschläge, die Länge der Jacken ändern sich. Aber äußeres Erscheinungsbild und Aussage ändern sich nicht.

Betrachten wir zunächst die äußere Erscheinung. Oder, genauer, die äußere Erscheinung, wenn der Anzug von Dorfbauern getragen wird. Und um die Verallgemeinerung überzeugender zu gestalten, sehen wir uns eine zweite Photographie an, von Dorfmusikanten.

Sander machte dieses Gruppenportrait 1913. Es hätte sich dabei sehr wohl um die Musikanten des Tanzabends handeln können, zu dem die drei mit ihren Spazierstöcken

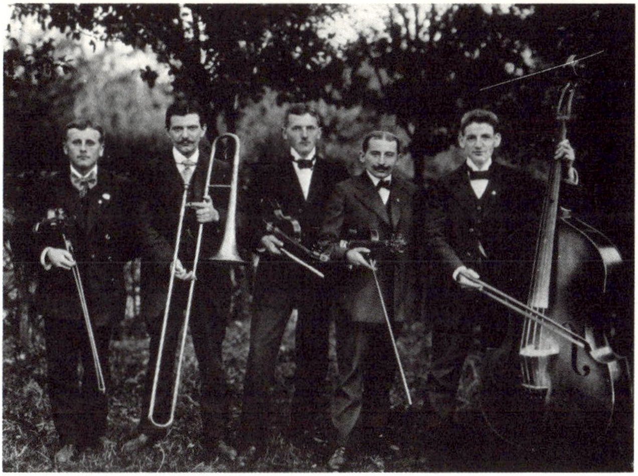

Bauernkapelle, ca. 1913

unterwegs sind. Jetzt mache man ein Experiment: Man decke die Gesichter der Musikergruppe mit einem Stück Papier ab und betrachte nur ihre bekleideten Körper.

Auch wenn man seine Phantasie noch so sehr bemüht, man wird nicht auf die Idee kommen können, daß diese Körper zur Mittel- und Oberklasse gehören. Vielleicht daß sie eher Arbeitern als Bauern gehören; aber sonst ist man sich seiner Sache sicher. Auch die Hände geben keinen Anhaltspunkt – man kann sie ja nicht berühren. Warum also ist die Klassenzugehörigkeit so deutlich sichtbar?

Ist es eine Frage der Mode und der Stoffqualität? Im wirklichen Leben wären solche Einzelheiten bezeichnend. Auf einer kleinen Schwarzweißphotographie sind sie kaum zu erkennen. Doch die statische Photographie zeigt, vielleicht auffälliger als im Leben, die entscheidende Ursache dafür, daß ein Anzug die soziale Klasse seines Trägers nicht verdeckt, sondern, im Gegenteil, unterstreicht und betont.

Ihr Anzug entstellt sie. Sie sehen darin aus, als seien sie körperlich mißgestaltet. Nun sieht ein vergangener Kleidungsstil oft so lange absurd aus, bis er wieder in die Mode integriert wird. Und in der Tat beruht die ökonomische Logik der Mode darauf, das Altmodische absurd wirken zu lassen. Aber hier werden wir nicht in erster Linie mit dieser Art von Absurdität konfrontiert; hier wirken die Kleider weniger absurd, weniger »abnorm«, als die Körper der Männer, die in ihnen stecken.

Die Musiker sehen aus, als wären sie schlecht zusammengesetzt, mit krummen Beinen, tonnenförmigen Brustkästen, zu tief hinabgezogenem Hintern, verdreht oder verwinkelt. Man könnte fast meinen, der Geigenspieler rechts sei ein Zwerg. Ihre Abnormitäten sind nirgendwo extrem. Sie erwecken kein Mitleid. Sie reichen gerade aus, um der körperlichen Würde Abbruch zu tun. Wir sehen auf Körper, die plump, ungeschlacht, tierisch-derb erscheinen. Ohne daß man dies irgendwie ändern könnte.

Jetzt mache man das umgekehrte Experiment. Man bedecke die Körper der Musikanten und sehe nur ihre Gesichter an. Es sind Gesichter vom Lande. Niemand könnte auf die Vermutung kommen, es handle sich bei diesen Leuten um eine Gruppe von Rechtsanwälten oder Aufsichtsräten. Es sind fünf Männer aus einem Dorf, die gerne Musik machen, und das mit einer gewissen Selbstachtung tun. Wenn wir die Gesichter betrachten, können wir uns vorstellen, wie die Körper auszusehen hätten. Und was wir uns vorstellen, ist ziemlich anders als das, was wir gerade gesehen haben. Wir stellen sie uns so vor, wie etwa ihre Eltern sich vielleicht an sie erinnern würden, wenn sie abwesend sind. Wir gestehen ihnen die normale Würde zu, die sie besitzen.

Um deutlicher zu machen, um was es geht, wenden wir uns nun einem Bild zu, in dem Herrenanzüge die körperliche Identität und damit die natürliche Autorität der Leute, die sie tragen, nicht deformieren, sondern *erhalten*. Ich habe mit Absicht eine Photographie von Sander gewählt, die altmodisch aussieht und sich ohne weiteres zur Parodie eignen würde: die Photographie von vier protestantischen Missionaren aus dem Jahre 1931.

Obwohl sie sich so gewichtig geben, kann man auf das Experiment mit den abgedeckten Gesichtern verzichten. Es ist klar, daß die Anzüge hier wirklich die körperliche Präsenz der Leute, die sie tragen, unterstreichen und verstärken. Die Kleider vermitteln denselben Eindruck wie die Gesichter und die Geschichte der Körper, die sie bedecken. Anzug, Erfahrung, soziale Formation und Funktion sind eins.

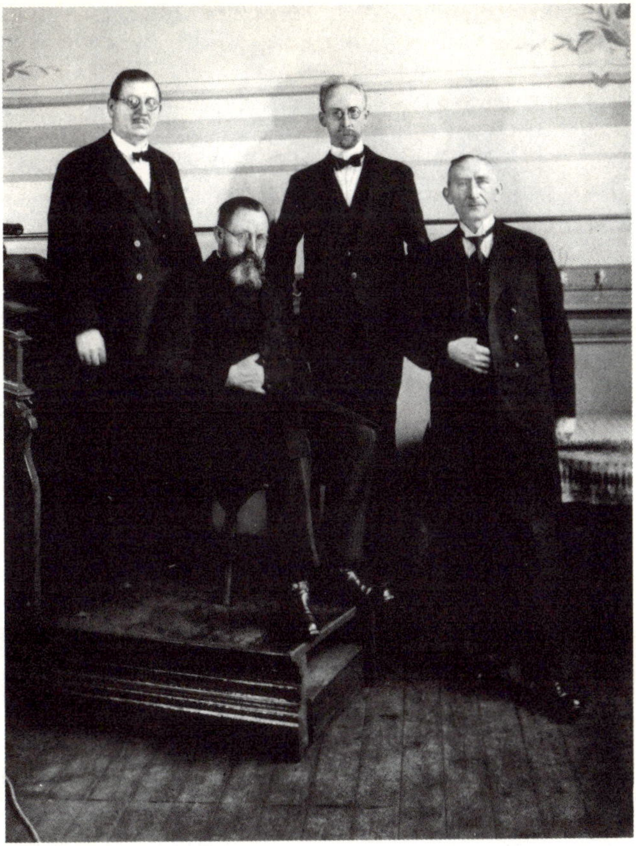

Missionare der Evangelischen Kirche Köln, 1931

Sehen wir uns jetzt nach den dreien auf ihrem Weg zum Tanzabend um. Ihre Hände wirken zu groß, ihre Körper zu dünn, ihre Beine zu kurz. (Sie halten ihre Spazierstöcke, wie wenn sie Vieh treiben würden.) Wir können das Experiment mit den Gesichtern wiederholen, und das Ergebnis ist genau dasselbe wie bei den Musikanten. Nur ihre Hüte können sie so tragen, als ob sie zu ihnen paßten.

Wohin führt uns das? Nur zu der Schlußfolgerung, daß Bauern keine guten Anzüge kaufen können und nicht wissen, wie man sie trägt? Nein, hier geht es um ein bezeichnendes, wenn auch kleines Beispiel (vielleicht das bezeichnendste überhaupt) für das, was Gramsci »Klassen-Hegemonie« nannte. Sehen wir uns die Widersprüche, die dabei eine Rolle spielen, genauer an.

Die meisten Bauern sind, wenn sie nicht an Unterernährung leiden, körperlich stark und kräftig gebaut. Kräftig gebaut wegen der vielfältigen schweren körperlichen Arbeit, die sie leisten. Es wäre zu einfach, eine Liste körperlicher Merkmale aufzustellen – breite Hände, da man schon von klein auf mit ihnen arbeitet, im Verhältnis zum Körper breite Schultern, weil man gewohnt ist, Lasten zu tragen, und so weiter. Tatsächlich gibt es daneben viele Abweichungen und Ausnahmen, aber man kann von einem bestimmten körperlichen Rhythmus sprechen, den sich die meisten Bauern, Frauen wie Männer, aneignen.

Dieser Rhythmus hängt direkt mit der Energie zusammen, die man aufbringen muß, um die an einem Tag anfallende Arbeit zu leisten, und er drückt sich in typischen Körperbewegungen und einer bestimmten Haltung aus. Es ist ein weit ausholender Rhythmus. Nicht unbedingt langsam. Die traditionellen Tätigkeiten des Mähens mit der Sense oder des Sägens können als Beispiel dienen. Er wird deutlich in der Art und Weise, wie Bauern auf Pferden reiten, oder wie sie gehen; so, als ob sie die Erde mit jedem Schritt prüfen wollten. Zusätzlich besitzen Bauern eine spezielle körperliche Würde: Sie beruht auf einer Art Funktionalismus, darauf, sich *in der Anstrengung völlig heimisch* zu fühlen.

Der Anzug, so wie wir ihn heute kennen, entwickelte sich im letzten Drittel des neunzehnten Jahrhunderts in Europa zum professionellen Kostüm der herrschenden Klasse. Beinahe so anonym wie eine Uniform, war er das erste Kostüm, das eine ausschließlich *ruhende* Machtausübung idealisieren sollte: die Macht des Administrators und des Konferenztisches. Der Anzug war im wesentlichen für die Gesten des Sprechens und des abstrakten Kalkulierens gemacht. (Im Unterschied zu früheren Oberklassen-Kostümen, die den Gesten des Reitens, Jagens, Tanzens und Fechtens entsprachen.)

Es war der englische *Gentleman* – ganz im Sinne des neu entstandenen Klischees der demonstrativen Zurückhaltung –, der den Anzug lancierte. Er war ein Kleidungsstück, das kräftige Bewegungen hemmte, ja, das von Bewegung eher zerknittert, verbeult und verdorben wurde. »Pferde schwitzen, Männer transpirieren und Frauen glühen.« Um die Jahrhundertwende, und mehr noch nach dem Ersten Weltkrieg, wurde der Anzug ein Massenprodukt für städtische und ländliche Märkte.

Der materielle Gegensatz ist offensichtlich. Einerseits Körper, die in der Anstrengung völlig heimisch sind, Körper, die an weit ausholende Bewegungen gewöhnt sind; andererseits Kleider, die das Ruhende idealisieren, das Diskrete, das Mühelose. Ich will hier keineswegs für einen Rückgriff auf das traditionelle Bauerngewand plädieren. Jeder derartige Rückgriff muß eskapistisch bleiben, denn solche Gewänder stellten einmal eine Form von Kapital dar, das von Generation zu Generation weitergereicht wurde, und in der Welt von heute, wo jeder Winkel vom Markt beherrscht wird, ist ein solches Prinzip anachronistisch.

Wir können jedoch sehen, wie die traditionelle bäuerliche Arbeits- und Festtagskleidung die besondere Eigenart der Körper, die sie bekleidete, respektierte. Sie war im allgemeinen lose, und eng nur da, wo sie gerafft war, um freiere Bewegungen zu ermöglichen. Sie war das Gegenteil von Herrenanzügen, von Kleidern, die so zugeschnitten sind, daß sie der idealisierten Form eines mehr oder weniger unbeweglichen Körpers folgen und von ihm herunterhängen.

Und doch hat niemand die Bauern dazu gezwungen, diese Kleidungsstücke zu kaufen, und die drei auf ihrem Weg zum Tanz sind offensichtlich stolz auf ihre Anzüge. Sie tragen sie mit einem gewissen Schneid. Dies ist genau der Grund dafür, daß der Anzug vielleicht ein klassisches und leicht zu vermittelndes Beispiel für Klassen-Hegemonie werden könnte.

Dorfbewohner – und, in anderer Weise, städtische Arbeiter – wurden dazu überredet, sich für Anzüge zu entscheiden. Durch Publicity. Durch Bilder. Durch die neuen Massenmedien. Durch Handelsvertreter. Durch Vorbilder. Dadurch, daß sie eine neue Art von Reisenden zu Gesicht bekamen. Und auch durch die politische Entwicklung der allgemeinen Angleichung und der staatlichen Zentralorganisation. Ein Beispiel: Im Jahr 1900, anläßlich der großen Weltausstellung, wurden alle Bürgermeister von Frankreich zum erstenmal zu einem Bankett nach Paris eingeladen. Die meisten von ihnen waren bäuerliche Bürgermeister aus

Dorfgemeinschaften. Fast 30 000 kamen! Und natürlich trug die große Mehrheit bei dieser Gelegenheit Anzüge.

Die arbeitenden Klassen – Bauern waren in dieser Beziehung einfacher und naiver als Arbeiter – akzeptierten schließlich bestimmte Normen der herrschenden Klasse *als die ihren*. Hier waren es die Normen des Chic und des Gutangezogenseins. Aber gerade daß sie diese Normen akzeptierten, daß sie Normen zu entsprechen versuchten, die weder mit ihrem eigenen Erbe noch mit ihrer täglichen Erfahrung das geringste zu tun hatten, gerade das verdammte sie dazu, innerhalb dieses Normsystems stets – und für die ihnen übergeordneten Klassen deutlich erkennbar – zweitklassig, plump, ungeschlacht, defensiv zu sein. Das heißt in der Tat, sich einer kulturellen Hegemonie beugen.

Vielleicht kann man sich trotzdem folgendes vorstellen: Als die drei angekommen waren, ein Bier oder zwei getrunken und die Mädchen (deren Kleider noch nicht so drastisch verändert waren) begutachtet hatten, zogen sie ihre Jacken und ihre Krawatten aus und tanzten, die Hüte vielleicht noch auf dem Kopf, bis zum nächsten Morgen und der Arbeit des nächsten Tages.

1979

Millet und der Bauer

Jean-François Millet starb 1875. Nach seinem Tod gehörten einige seiner Bilder, vor allem *Beim Angelusläuten*, *Der Sämann* und *Die Ährenleserinnen*, zu den bekanntesten gemalten Bildern der Welt. Jedenfalls bis vor kurzem. Auch heute gibt es, glaube ich, kaum eine Bauernfamilie in Frankreich, die nicht alle drei Bilder durch Stiche, Karten, Ornamente oder von Tellern her kennt. *Der Sämann* wurde sowohl Markenzeichen einer US-Bank wie Symbol der Revolution in Peking und Kuba.

Während Millets populärer Ruf sich verbreitete, verringerte sich seine »kritische« Reputation. Ursprünglich war sein Werk jedoch von Seurat, Pissaro, Cézanne und van Gogh bewundert worden. Heute bezeichnen Kommentatoren Millet als posthumes Opfer seiner eigenen Popularität. Doch die Fragen, die Millets Kunst aufwirft, sind weitreichender und beunruhigender, als diese Feststellung ahnen läßt. Eine ganze kulturelle Tradition ist in Frage gestellt.

1862 malte Millet *Winterlandschaft mit Raben*. Man sieht nichts als Himmel, ein entferntes Unterholz und eine weite, verlassene Fläche aus schwerer Erde, auf der ein hölzerner Pflug und eine Egge liegengeblieben sind. Raben prüfen abwartend den Boden, wie sie es den ganzen Winter hindurch tun werden. Ein Gemälde krassester Einfachheit. Kaum eine Landschaft, eher ein Portrait einer Ebene im November. Die Horizontalität dieser Ebene beansprucht das ganze Gemälde. Ihren Boden kultivieren heißt, sich unablässig in der Ermunterung des Vertikalen abmühen. Das Gemälde läßt uns wissen, daß diese Anstrengung kreuzlahm macht.

Millets Bilder wurden in so großem Ausmaß reproduziert, weil sie einmalig waren: kein anderer europäischer Künstler hat die Landarbeit zum zentralen Thema seiner Kunst gemacht. Seine Lebensarbeit bestand darin, einen neuen Gegenstand in eine alte Tradition einzubringen, eine Sprache zu zwingen, von etwas zu sprechen, was sie ignoriert hatte.

Es handelte sich um die Sprache des Ölgemäldes; neuer Bildgegenstand war der Bauer als individuelles *Sujet*.

Einige werden das in Frage stellen und auf Breughel und Courbet hinweisen. Breughels Bauern sind ein – wenn auch wesentlicher – Bestandteil der Menge, die die Menschheit ausmacht; Breughels Sujet ist eine Kollektivität, bei der die Bauern nur Teil eines größeren Ganzen sind; noch ist niemand für alle Ewigkeit zur individuellen Einsamkeit verurteilt worden, und alle Menschen sind vor dem Jüngsten Gericht gleich; sozialer Status ist sekundär.

Vielleicht hat Courbet *Die Steinklopfer* 1850 unter Millets Einfluß gemalt. (Millet gelang mit dem 1848 ausgestellten *Getreideschwinger* sein erster »Salonerfolg«.) Doch Courbets Vorstellungsvermögen war seinem Wesen nach sinnlich, es befaßte sich eher mit dem Ursprung sinnlicher Erfahrung, weniger mit ihren Subjekten. Courbets Leistung bestand darin, daß er, als Künstler bäuerlicher Herkunft, eine neue Art von Wesenhaftigkeit in die Malerei einbrachte; seine Sinne waren durch andere Gewohnheiten geprägt als die des urbanen Bourgeois. Er sieht den Fisch wie der Fischer, der ihn fängt; den Hund wie der Jäger, der ihn auswählt; Bäume und Schnee als etwas, durch das ein wohlbekannter Weg führt; ein Begräbnis als reguläre Dorfversammlung. Courbets Schwäche als Maler war die Darstellung des menschlichen Auges. Die Augen (im Unterschied zu den Lidern und Augenhöhlen) sind in seinen vielen Portraits fast austauschbar. Er lehnt jede Sicht nach innen ab. Das erklärt, warum der Bauer als *Sujet* nicht sein Thema werden konnte.

Millets Gemälde enthalten unter anderem folgende Erfahrungen: Mähen, Schafscheren, Holzspalten, Kartoffeln lesen, Graben, Schafehüten, Düngen, Pfropfen. Die meisten Arbeiten sind jahreszeitlich bedingt, und ihre Erfahrung enthält die Erfahrung eines bestimmten Wetters. Der Himmel hinter dem Paar im *Angelusläuten* (1859) ist typisch für die Stille im Frühherbst. Wenn der Schäfer die Nacht mit seinen Schafen auf freiem Feld verbringt, ist Rauhreif auf ihrem Flies so wahrscheinlich wie Mondlicht. Weil sich Millet zwangsläufig an ein städtisches und privilegiertes Publikum wandte, entschied er sich für die Darstellung von Momenten, die die unerbittliche Härte der bäuerlichen Erfahrung betonen – oft war dies ein Moment der Erschöpfung. Die

Arbeit, die getan werden muß, und – einmal mehr – die Jahreszeit bestimmen den Ausdruck dieser Erschöpfung. Der Mann mit der Hacke stützt sich ab, sieht blicklos zum Himmel, streckt seinen Rücken gerade. Die Heuer liegen hingeworfen im Schatten. Der Mann im Weinberg hockt zusammengekauert auf der ausgetrockneten Erde, umgeben von grünen Blättern.

Millets Ehrgeiz, bisher ungemalte Erfahrungen bekanntzumachen, war so groß, daß er sich zuweilen eine unlösbare Aufgabe stellte. Wie eine Frau die Saatkartoffeln in ein Loch fallen läßt, das ihr Mann gerade gescharrt hat – die Kartoffeln dabei im freien Fall vorgestellt – läßt sich vielleicht abfilmen, aber kaum malen. Dann wiederum ist seine Originalität beeindruckend. Eine Zeichnung von Kühen mit ihrem Hirten, die sich in der Dunkelheit verlieren; eine Szene, die die Dämmerung aufsaugt wie ein eingetunktes Stück Brot den Kaffee. Ein Ölgemälde, auf dem man im Licht der Sterne gerade noch, als gedeckte Flächen, Erde und Gebüsch erkennen kann.

> Mein Ruf verhallt in der Ferne.
> Das Weltall schläft,
> auf den Pfoten ruht
> das riesige Ohr mit den Zecken der Sterne.
>
> *(Majakowski)*

Erlebnisse dieser Art sind vorher nie gemalt worden – nicht einmal von van de Neer, dessen Nachtszenen immer noch so deutlich umrissen sind, als handele es sich um Tagszenen. (Auf Millets Vorliebe für Nachtszenen und Halblicht müssen wir noch zurückkommen.)

Was hat Millet dazu gebracht, sich für ein so neuartiges Sujet zu entscheiden? Daß er Bauern malte, kann man nicht allein damit erklären, daß er aus einer Bauernfamilie in der Normandie stammt, und, als er jung war, selber auf dem Land gearbeitet hat. Ebensowenig wie man den »biblisch«-feierlichen Ernst seines Werks als Ergebnis seines eigenen Glaubens bezeichnen kann. Tatsächlich war er Agnostiker.

1847, mit dreiunddreißig Jahren, malte er ein kleines Bild, *Heimkehr vom Feld*, auf dem man drei Nymphen sieht, die auf einem Fuder Heu herumspielen, – das ganze irgendwie in der Art Fragonards. Ein heiteres ländliches Idyll, passend für ein Schlafzimmer oder eine Privatbibliothek. Ein Jahr später malte er mit groben Pinselstrichen die Gestalt des Getreideschwingers im Dunkel einer Scheune. Der Staub, der aus dem Korb aufsteigt, erinnert an pulverisiertes, weißleuchtendes Erz; ein Zeichen für die Energie, mit der der ganze Körper das Getreide worfelt. Zwei Jahre später malte er den *Sämann*, der bergab schreitend sein Getreide ausstreut; als Figur symbolisiert er das Brot des Lebens, seine Umrisse und Unbeirrbarkeit erinnern an die Gestalt des Todes. Die Veränderungen in Millets Malweise nach 1847 wurden durch die Revolution von 1848 hervorgerufen.

Sein Geschichtsbild war zu passiv und zu pessimistisch, um ihm irgendeine feste politische Überzeugung zu gestatten. Doch die in den Jahren von 1848 bis 1851 erweckten und unterdrückten Hoffnungen begründeten in ihm, wie in vielen anderen, die Forderung nach Demokratie: nicht so sehr im parlamentarischen Sinne als im Sinne von überall anzuwendenden Menschenrechten. Der dieser modernen Forderung adäquate künstlerische Stil war der Realismus: weil er verborgene gesellschaftliche Gegebenheiten aufdeckte, und weil (wie man glaubte) alle erkennen konnten, was er aufdeckte.

Von 1847 an widmete sich Millet siebenundzwanzig Jahre lang, bis zu seinem Tod, einer Aufgabe: aufzudecken, unter welchen Bedingungen die französischen Bauern lebten. Sie machten zwei Drittel der Bevölkerung aus. Durch die Revolution von 1789 waren sie zwar aus der feudalen Leibeigenschaft befreit, aber Mitte des 19. Jahrhunderts waren sie Opfer des »freien Flusses« des Kapitals geworden. Was die französischen Bauern jährlich an Pacht- und Hypothekenzinsen zu zahlen hatten, entsprach dem Jahreszins der Staatsschuld Großbritanniens, des reichsten Landes der Welt. Der größte Teil des Publikums, das sich die Bilder im Salon ansah, hatte keine Ahnung von der krassen Armut auf dem Lande, und eine von Millets bewußten Absichten war es, »sie aus ihrer Zufriedenheit und Muße aufzuscheuchen«.

Auch Nostalgie hat Millet in seiner Sujet-Wahl bestimmt, in doppelter Hinsicht. Wie viele, die ihr Dorf verlassen haben, war Millet, was seine Kindheit auf dem Dorf anging, nostalgisch. Er hat zwanzig Jahre lang an einem Bild gear-

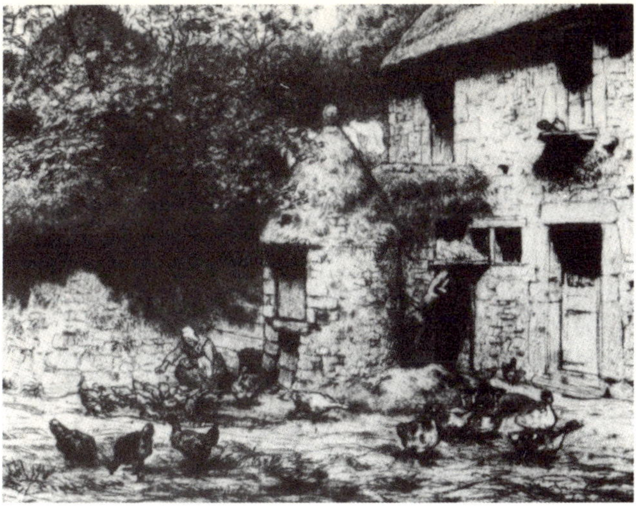

Der Brunnen von Gruchy

beitet, das die Straße zeigt, die zu seinem Geburtsort, einem kleinen Dörfchen, führt. Zwei Jahre bevor er starb, hat er es vollendet. Diese Landschaft wirkt wie ein Kleidungsstück, das er einmal getragen hat; intensiv grün, gewissermaßen aus einzelnen Stücken zusammengenäht, die Schatten sind so substantiell Dunkelheit, wie die Lichter substantiell Licht *(Der Weiler Cousin)*. Dann gibt es ein Pastellbild – ein Brunnen vor einem Haus, mit Gänsen, Hühnern und einer Frau – das auf mich, als ich es zum erstenmal sah, einen außerordentlichen Eindruck gemacht hat. Das Ganze ist realistisch gezeichnet, und doch hatte ich das Gefühl, dies sei der Handlungsort eines jeden Märchens, das im Häuschen einer alten Frau beginnt. Mir war, als ob ich das Bild schon hundertmal gesehen hätte, auch wenn ich wußte, daß ich es zum erstenmal sah; die »Erinnerung« befand sich auf unerklärliche Weise in der Zeichnung selbst. Robert L. Herberts meisterhaftem Katalog zur Ausstellung von 1976 habe ich später entnommen, daß dies genau der Anblick war, der sich einem vor Millets Geburtshaus bot, nur daß der Künstler, bewußt oder unbewußt, die Maße des Brunnens um zwei Drittel vergrößert hat, so daß sie seinem kindlichen Wahrnehmungsvermögen entsprechen.

Millets Nostalgie jedoch hat sich nicht auf das Persönliche beschränkt. Sie hat sein ganzes Geschichtsbild geprägt. Dem allseits verkündeten Fortschritt gegenüber war er skeptisch, er empfand ihn eher als potentielle Bedrohung der menschlichen Würde. Doch im Gegensatz zu William Morris und anderen für das Mittelalter schwärmenden Romantikern hat er das Dorf nicht sentimentalisiert. Er wußte vor allem, daß die Bauern damals zu einem brutalen Dasein verurteilt waren, speziell die Männer. Und so konservativ und negativ seine Perspektive im großen und ganzen gewesen sein mag, er hat – scheint mir – etwas gespürt, was damals kaum ein anderer voraussah: daß die Armut der Stadt und ihrer Vorstädte sowie der durch die Industrialisierung geschaffene Markt, dem die Bauern geopfert wurden, eines Tages den Verlust jedes historischen Gefühls mit sich bringen könnten. Darum wurde der Bauer für Millet zum Inbegriff des Menschen, und deswegen ging er davon aus, daß seine Gemälde eine historische Funktion besaßen.

Die Reaktionen auf seine Bilder waren so komplex wie Millets eigene Gefühle. Er wurde unverzüglich als sozialistischer Revolutionär bezeichnet. Von der Linken mit Enthusiasmus, von der Rechten und der Mitte mit empörtem Grauen. Über seine *gemalten* Bauern konnten sie das sagen, was sie angstvoll über die richtigen Bauern dachten, aber nicht zu sagen wagten; über die Bauern, die noch auf dem Land arbeiteten, oder über die fünf Millionen, die ihr Land verloren hatten und nun in die Stadt drifteten: *Sie sehen aus wie Mörder, sie sind Kretins, sie sind Bestien, aber keine Menschen, sie sind degeneriert.* Und nachdem sie all das gesagt hatten, beschuldigten sie Millet, solche Figuren erfunden zu haben.

Gegen Ende des Jahrhunderts, als der Kapitalismus wirtschaftlich und gesellschaftlich besser abgesichert war, ließen sich seine Bilder auf andere Weise deuten. Von Kirche und Handel in Vervielfältigungen vertrieben, gelangten sie aufs Land. Der Stolz, mit dem eine Klasse sich zum erstenmal erkennbar in einer beständigen Kunstform abgebildet sieht, ist freudig, auch wenn die Kunst nicht makellos ist und die Wahrheit bitter. Die Abbildung verleiht ihrem Leben eine historische Resonanz. Ein Stolz, der vorher ein hartnäckiges Zurückweisen der Scham war, ist zu Selbstbestätigung geworden.

Währenddessen wurden Millets Originale von alten Millionären in Amerika gekauft, die wieder glauben wollten, daß die besten Dinge im Leben einfach und umsonst sind.

Wie also sollen wir das Erscheinen eines neuen Sujets in einer alten Kunst beurteilen? Man muß betonen, wie sehr sich Millet der Tradition, die er erbte, bewußt war. Er arbeitete langsam, nach Zeichnungen, und kehrte oft zum gleichen Motiv zurück. Nachdem er sich einmal entschieden hatte, den Bauern zu seinem Sujet zu machen, bemühte er sich sein Leben lang, ihm Gerechtigkeit widerfahren zu lassen, indem er ihm Würde und Beständigkeit verlieh. Und das bedeutete, daß er ihn mit der Tradition von Giorgione, Michelangelo, den Holländern des 17. Jahrhunderts, der Tradition von Poussin und Chardin in Verbindung brachte.

Betrachtet man seine Kunst chronologisch, sieht man fast buchstäblich, wie der Bauer aus dem Schatten auftaucht. Die Schatten sind die Winkel, die traditionsgemäß der Genremalerei vorbehalten sind – den Stätten des niedrigen Lebens (Taverne, Bedienstetenquartiere), die im Vorbeigehen nachsichtig oder sogar neiderfüllt von einem Reisenden auf der Schnellstraße wahrgenommen werden, wo Raum und Licht ist. *Der Getreideschwinger* befindet sich immer noch im Winkel des Genres, aber er ist vergrößert. *Der Sämann* ist eine Phantomfigur; als Gemälde seltsam unvollendet, schreitet er voran, um einen Platz zu behaupten. Bis etwa 1856 stellt Millet noch andere Genrebilder fertig – Schäferinnen im Baumschatten, eine Frau beim Buttern, ein Böttcher in seiner Werkstatt. Aber schon 1853 hat das Paar im *Aufbruch zur Arbeit,* das sein Heim verläßt, um seine Tagesarbeit in der Ebene aufzunehmen – es ist Masaccios *Adam und Eva* nachempfunden – den Vordergrund erreicht und ist zum Zentrum der Welt geworden, die das Bild darstellt. Das gilt von jetzt an für alle größeren Arbeiten von Millet, in denen Menschen vorkommen. Weit entfernt davon, diese Figuren als im Vorbeigehen wahrgenommene Randerscheinungen darzustellen, tut er sein Äußerstes, um sie zentral und monumental darzustellen. Und alle diese Gemälde sind – mehr oder weniger – mißlungen.

Sie scheitern daran, daß Gestalt und Umgebung stets uneinheitlich sind. Die Monumentalität der Gestalten verweigert sich dem Gemälde. Und umgekehrt. Das bewirkt, daß die abgehobenen Gestalten steif und theatralisch aussehen. Der Moment dauert zu lange. Dagegen sind dieselben Figuren in entsprechenden Zeichnungen oder Radierungen lebendig und gehören zum Moment der Zeichnung, der ihre ganze Umgebung miteinschließt. Die Radierung vom *Aufbruch zur Arbeit* zum Beispiel, etwa zehn Jahre nach dem Gemälde entstanden, ist ein sehr großes Werk, den besten Radierungen von Rembrandt vergleichbar.

Was hat Millet daran gehindert, sein Ziel als Maler zu erreichen? Darauf gibt es zwei konventionelle Standardantworten: Im neunzehnten Jahrhundert sind die Skizzen meist besser als die fertigen Arbeiten. Eine zweifelhafte kunstgeschichtliche Verallgemeinerung. Oder: Millet war kein geborener Maler!

Ich glaube, er scheiterte, weil sich die Sprache der traditionellen Ölmalerei nicht dem Sujet, um das es ihm ging, anpassen konnte. Das läßt sich ideologisch erklären. Das Interesse des Bauern am Land, wie es sich in seinen Tätigkeiten äußert, geht in keiner Weise mit dem malerischen Landschaftsbild konform. Die europäische Landschaftsmalerei wandte sich größtenteils (nicht immer) an den Besucher aus der Stadt, der später als Tourist bezeichnet wurde. Das Panorama der Landschaft ist *seine* Aussicht, ihre Pracht *sein* Lohn. Ein Musterbeispiel dafür sind die gemalten Orientierungstafeln, auf denen besonders markante Geländepunkte mit Namen bezeichnet werden. Man stelle sich einen Bauern bei der Arbeit vor, der plötzlich zwischen Tafel und Aussicht auftaucht, und der gesellschaftlich/menschliche Widerspruch wird offensichtlich.

Die Formgeschichte macht dieselbe Inkompatibilität deutlich. Es gab verschiedene ikonographische Formeln, die die Integration von Gestalt und Landschaft möglich machten. Entfernte Gestalten als Farbtupfer. Portraits, die eine Landschaft als Hintergrund haben. Mythologische Figuren, Göttinnen und so weiter, die, mit der Natur verwoben, »zur Musik der Zeit tanzen«. Dramatische Figuren, deren Leidenschaft die Natur illustriert. Der Besucher oder einsame Beobachter, der die Szene überblickt und zum *alter ego* des Bildbetrachters wird. Aber um die geschlossene, strenge, geduldige Körperlichkeit der bäuerlichen Arbeit *auf* und nicht *vor* dem Feld darzustellen, konnte man auf keine bestehende

Formel zurückgreifen. Sie zu erfinden hieß: die traditionelle Sprache der malerischen Landschaftsdarstellung zerstören.

Genau das hat van Gogh einige Jahre nach Millets Tod versucht. Millet war van Goghs erwählter Meister, geistig und künstlerisch. Er malte Dutzende von Gemälden, die sich eng an Radierungen Millets halten. Durch die Gestik und Energie seiner Pinselführung stellte er die Verbindung zwischen der arbeitenden Figur und ihrer Umgebung her. Die dazu nötige Energie entsprang seinem intensiven Einfühlungsvermögen in das Sujet.

Aber das führte zu einer Verwandlung des Gemäldes in eine persönliche Vision, die durch ihre »Handschrift« charakterisiert ist. Der Zeuge war wichtiger geworden als sein Zeugnis. Damit war der Weg frei für den Expressionismus, später auch für den abstrakten Expressionismus und die schließliche Zerstörung der Malerei als Sprache einer scheinbar objektiven Referenz. So gesehen wird Millets Versagen und Scheitern zum historischen Wendepunkt. Die Forderung nach universaler Demokratie konnte nicht auf das Ölgemälde übertragen werden. Und die sich daraus ergebende Bedeutungskrise zwang die meisten Maler, autobiographisch zu werden.

Aber warum galt das nicht auch für Zeichnungen und graphische Arbeiten? Eine Zeichnung erinnert eine visuelle Erfahrung. Das Ölgemälde, mit seiner einmalig großen Palette von Tönungen, Texturen und Farben, behauptet, das Sichtbare zu reproduzieren. Ein gewaltiger Unterschied. Die virtuose Darbietung des Ölgemäldes versammelt alle Aspekte des Sichtbaren, um sie in einem einzigen Punkt zusammenzubringen: dem Blickpunkt des empirischen Zuschauers. Und das Ölgemälde besteht darauf, daß ein solcher Blickwinkel die Sichtbarkeit überhaupt erst konstituiert. Graphische Arbeiten, mit ihren beschränkten Mitteln, sind bescheidener; sie fordern nur einen einzelnen Aspekt der sichtbaren Erfahrung für sich und können deshalb auf verschiedene Weise genutzt werden.

Daß Millet gegen Ende seines Lebens immer mehr mit Pastell arbeitete, seine Vorliebe für das Halblicht, bei dem die Sichtbarkeit selber problematisch wird, die Faszination, die Nachtszenen auf ihn ausübten – all das deutet darauf hin, daß er sich vielleicht intuitiv der Forderung des privilegierten Beobachters widersetzen wollte; der Erwartung, daß einem die Welt als Aussichtsarrangement präsentiert wird. Es hätte mit Millets Sympathien übereingestimmt. Nahm die Tatsache, daß der Bauer kein zulässiges Sujet für die europäische Tradition der Malerei war, nicht bereits den absoluten Interessenkonflikt voraus, der heute zwischen der Ersten und der Dritten Welt besteht? Wenn das zutrifft, zeigt Millets Lebensarbeit, daß dieser Konflikt durch nichts gelöst werden kann, es sei denn dadurch, daß die Hierarchie unserer gesellschaftlichen und kulturellen Werte radikal geändert wird.

1976

Zweifellos hat es Georges de La Tour gegeben. Er wurde 1593 in Lorraine geboren und ist 1682 gestorben. Wahrscheinlich hat er die meisten – oder alle – der Bilder gemalt, die wir ihm heute zuschreiben, und noch weitere, die zerstört wurden. Doch die Persönlichkeit und das Werk La Tours sind, in gewisser Hinsicht, eine moderne Schöpfung.

Als er starb, hat man sein Werk und seinen Namen fast drei Jahrhunderte lang vergessen oder ignoriert. In den

Madonna mit Kind (Ausschnitt)

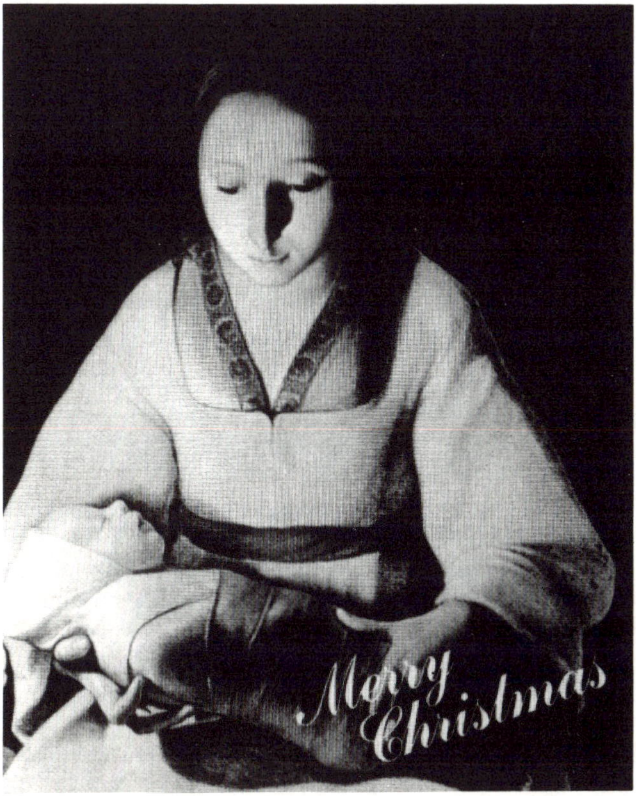

zwanziger und dreißiger Jahren dieses Jahrhunderts begannen ein oder zwei französische Kunsthistoriker sich für einige Werke zu interessieren, die ihm – einem obskuren französischen Provinzmaler – damals zugeschrieben wurden. Vielleicht hing ihr Interesse mit einer gewissen formalen Ähnlichkeit zwischen La Tour und dem Werk der Nach-Impressionisten zusammen. Im Winter 1934 fand in der Orangerie in Paris eine Ausstellung mit dem Titel *Maler der Wirklichkeit* statt. Dort waren elf seiner Gemälde zu sehen. Ihre Wirkung war unmittelbar und nachhaltig. Nach dem Krieg fingen Kunsthistoriker und Kuratoren überall in der Welt an, nach neuen Werken und Informationen zu suchen, bis sie schließlich 1972 imstande waren, in derselben Orangerie 31 Bilder auszustellen, die man dem Meister selber zuschrieb, und 20 Kopien oder Bilder, bei denen man sich nicht sicher war.

Der Genius La Tours ist im zwanzigsten Jahrhundert wiedergeboren worden. In welcher Beziehung steht der wiedergeborene Genius zum ursprünglichen? Man kann die Frage nur mit annähernder Wahrscheinlichkeit, nicht mit Sicherheit beantworten, doch ich bin skeptisch in bezug auf das, was man allgemein annimmt. La Tour war nicht ganz so, wie wir ihn wahrhaben wollen.

Die Verzerrungen ergeben sich teilweise aus der neueren französischen Geschichte. La Tour wurde zur Zeit der Volksfront wiederentdeckt und mußte sogleich als Beispiel für die Idee einer volkstümlich-demokratischen Kulturtradition in Frankreich herhalten. Nach dem Krieg gab es eine große La-Tour-Ausstellung in New York, wo man ihn dem Ausland erfolgreich als Symbolfigur der siegreichen französischen Volksseele präsentierte. Hier ein typisches Zitat aus einem damals auf französisch erschienenen Buch:

»Aus den vergangenen Jahrhunderten ließen sich zahlreiche illustre Namen zitieren. Drei werden genügen. Poussin, Watteau, Delacroix... aber neben diesen großen Künstlern, für die die Malerei eine magische Wiedergabe ihrer tiefsten Gedanken und ihrer schönsten Träume ist, gibt es noch einen anderen Typus des Künstlers, offensichtlich weniger erhaben, der aber Frankreich nicht weniger Ehre macht. Tatsächlich zählt es zu Frankreichs größten Leistungen, gerade solche Künstler hervorgebracht zu haben, die man sonst nirgendwo findet. Diese Künstler sind zutiefst bescheiden. Sie entscheiden sich dafür, dicht bei der Natur zu bleiben; sie entscheiden sich für Sujets, die sonst verachtet, verspottet oder nur rhetorisch behandelt werden, und sagen damit etwas sehr Einfaches, dessen Originalität zunächst kaum auffällt. Doch diejenigen, die Augen haben zu sehen und Herzen zu fühlen, werden schließlich das Edle ihrer Bemühungen erkennen: sie suchen vorurteilslos und kompromißlos nach der Wahrheit, angetrieben von einem Gefühl der Sympathie, das alle Menschen vereint.«

Dabei ist es geblieben. Das Titelblatt der Ausstellung von 1972 zeigt eine brennende Kerze vor einem Spiegel. Sie strahlt Heiligkeit aus. Reproduktionen und Weihnachtskarten nach Werken La Tours überzeugen das Publikum einer Konsumgesellschaft, daß es in Wirklichkeit nach Einfachheit und humanistischer Ehrfurcht strebt.

Doch inwiefern stimmt dies mit La Tours Leben oder mit seinem Werk wirklich überein? Die Fakten sind dürftig aber bedenkenswert. La Tour war der Sohn eines Bäckers aus einer Bauernfamilie. Er war in der Lage – vielleicht aufgrund seiner offensichtlich vielversprechenden Aussichten als Maler – die Tochter eines kleinen lokalen Aristokraten zu heiraten. Er zog in ihre Stadt, Lunéville, um dort zu leben und zu arbeiten, war als Maler äußerst erfolgreich, verdiente sehr viel Geld und wurde einer der reichsten Grundbesitzer im Ort. Als der Dreißigjährige Krieg die ländlichen Gebiete verwüstete, war er anfangs dem Herzog von Lorraine verpflichtet, und später, nach dem französischen Sieg über den Herzog, dem König von Frankreich. In den Urkunden der Stadt findet sich ein deutlicher Hinweis darauf, daß er während der durch den Krieg verursachten Hungersnot Getreide verschoben hat. 1646 wandte sich die Bevölkerung in einer Bittschrift an ihren im Exil lebenden Herzog, in der sie sich über die Arroganz, den Reichtum und die ungerechten Privilegien des Malers La Tour beklagte. Unterdessen war die gleiche Bevölkerung gezwungen, für jedes einzelne seiner größeren Gemälde, die dem französischen Gouverneur von Nancy als Geschenk überreicht wurden, zu bezahlen. Eine Urkunde belegt, daß La Tour 1648 einem Mann, den er in nicht weiter bekannten Umständen zusammengeschlagen hatte, zehn Francs Schadenersatz zahlen mußte. Zwei Jahre später wurde er, einem anderen Aktenstück zufolge, dazu verurteilt, 7,20 Francs für die ärztliche Behandlung eines Bauern zu zahlen, den er tätlich angegriffen hatte, als dieser sich unbefugt auf seinem Grundbesitz aufhielt.

Die äußeren Umrisse seines Lebens scheinen darauf hinzuweisen, daß La Tour ehrgeizig, rücksichtslos, gewalttätig, ziemlich skrupellos und erfolgreich gewesen ist. Man muß sich allerdings vor unhistorischen moralischen Urteilen hüten. Ein Gutteil der landbesitzenden Klasse in diesem Teil Frankreichs hat in ähnlicher Weise vom Dreißigjährigen Krieg profitiert. Außerdem ist ein großer Maler nicht dazu verpflichtet, ein beispielhaft moralisches Leben zu führen. Dennoch besteht ein gewisser Widerspruch zwischen La Tour, dem verhaßten reichsten Einwohner von Lunéville, und La Tour, dem Maler der einfachen Bauern, der Bettler, von asketischen Heiligen und Magdalenen, die der Welt entsagen.

Seit seiner Wiedergeburt ist La Tour stets als *»Caravaggiste«* bezeichnet worden. Und tatsächlich deuten seine »populären« Sujets und die Art, wie er mit dem Licht umgeht, auf den direkten Einfluß Caravaggios hin. Was ihre Geisteshaltung angeht, so könnte das Werk der beiden Maler jedoch kaum gegensätzlicher sein.

Trotzdem kann das Beispiel Caravaggios den oben erwähnten Widerspruch etwas deutlicher werden lassen. Nehmen wir Caravaggios *Tod der Jungfrau.* Caravaggio war in unzählige Streitereien und Schlägereien verwickelt. Er hat sogar einen Mann getötet. Er lebte in der Unterwelt von Rom, und er malte diejenigen, mit denen er zusammenlebte. Er bildete an ihnen seine eigenen Gefühle ab, in ihrem Zustand sah er seine Exzesse. Das heißt: er befindet sich *in* der Situation, die er malt. Ihm fehlt jedes Gefühl der Selbsterhaltung, und darin stimmte er so sehr mit den Personen und Situationen, die er malte, überein, daß er den Bildern sein eigenes Leben verlieh. Hier kann man nicht mehr von konventioneller Moral sprechen. Wir gehen entweder am *Tod der Jungfrau* vorbei, oder wir betrauern sie. Das zeigt, wie wenig widersprüchlich Caravaggio in dieser Hinsicht ist. La Tour dagegen befindet sich nie *in* der Situation, die er malt. Er hat sich von ihr distanziert. Die Distanz dient ihm als Selbstschutz. Und im Rahmen dieses Abstands sind moralische Fragen legitim.

Auf La Tours frühen Gemälden sieht man arme Bauern (manchmal als Heilige dargestellt), Straßenmusikanten, Bettler, Falschspieler und Wahrsagerinnen. Besonders frappierend ist das Bild eines sitzenden alten halb blinden Mannes mit offenem Mund, dessen arthritische Hände auf einem Leierkasten auf seinen Knien liegen, aus drei Gründen: Weil die Konfrontation mit dem Elend, das sich hier mitteilt, schmerzt; wegen der formalen Farbharmonie des Gemäldes; und weil das Fleisch des Mannes so gemalt ist, als ob es von derselben Substanz wäre wie das Leder seiner Schuhe, die Steine zu seinen Füßen oder der Stoff seines Gewandes. In zwei Bildern vom Hl. Hieronymus ist diese »Negierung« des Fleisches noch expliziter; der nackte Heilige kniet am Boden, seine Haut gleicht dem Papier der vor ihm aufgeschlagenen Bibel, in der Hand hält er eine blutbefleckte Geißelschnur, mit der er sich gezüchtigt hat. Ist die Losgelöstheit solcher Bilder heilig oder einfach nur gefühllos? Sind sie das Ergebnis einer Konfrontation mit der Verzweiflung und dem Leiden, das überall in der Lorraine zu sehen war, oder dienten sie dazu, den Anblick solcher Leiden erträglicher zu machen? Den *Anblick,* nicht die *Erfahrung,* denn wie ich betont habe, stellen diese Bilder ausschließlich eine Sicht von außen dar; sie gleichen Stillleben.

Vielleicht können die anderen frühen Bilder von Kartenspielern und Schwindlern eine Antwort auf diese Frage geben. Wieder ist die Malerei sauber und harmonisch. Wieder ist das Fleisch so gemalt, als sei es ein unbelebter Stoff – wie Wachs oder Holz oder Teig – mit Fruchtstücken als Augen. Aber hier wird nicht gelitten. Es werden einfach zwei Spiele gespielt. Das Kartenspiel (oder das Spiel des Handlesens), und, darin versteckt, ein Spiel des Betrügens oder Beraubens eines reichen jungen Mannes, der als solcher genau den Spielregeln entspricht, der sozusagen »zum Abschuß freigegeben« ist. Diese Bilder decken keine psychologische Einsicht auf. In diesen Gemälden geht es um Schematik – im wahrsten Sinne des Wortes. (»Scheme« = deutsch »Schema« bedeutet im Englischen nicht nur Entwurf, Plan, sondern auch: abgekartetes Spiel, Intrige, Projekt, Vision, Utopie.) Da ist das formale Schema des Gemäldes. Das Schema des Spiels – seine Regeln, seine symbolische Sprache; und schließlich das Schema des Neppens eines reichen jungen Mannes; seine Planung, seine Zeichensprache aus Gesten und Worten, seine Unentrinnbarkeit.

La Tour hat, glaube ich, das Leben insgesamt als eine Art Schema betrachtet, das außerhalb jeder irdischen Kontrollmöglichkeit lag, ein Schema, das sich in Prophezeiungen und heiligen Schriften enthüllte. So wird die Existenz von Bettlern nur noch ein Zeichen, der Hl. Hieronymus nur noch eine moralische Ermahnung; Menschen werden in Chiffren verwandelt. Doch der absolute Glauben des Mittelalters ist verlorengegangen. Die Individualität des Denkers und Künstlers kann nicht abgetan oder wieder zunichte gemacht werden. Daraus folgt, daß sich der Maler nicht einfach einer gottgegebenen Ikonographie unterordnen kann. Er muß erfinden. Doch wenn er sich einem solchen Weltbild unterordnet (das heißt, die Welt als Schema betrachtet, das man nicht in Frage stellen kann), bleibt ihm nur die Möglichkeit, bescheiden und fromm, innerhalb der begrenzten Domäne seiner Kunst erfindend, Gott zu imitieren. Er akzeptiert die Welt als Schema und macht aus ihr seine eigenen harmonischen visuellen Schemata. *Nur als Hersteller von Bildern* ist er der Welt gegenüber nicht hilflos. Die abstrakte Formalität von La Tour tröstete ihn über eine moralische Niederlage hinweg.

La Tours spätere Arbeiten scheinen diese Interpretation zu bestätigen. 1636 legte der französische Gouverneur Feuer an die Stadt, weil er sie nicht in die Hände der herzoglichen Truppen fallen lassen wollte. Die Stadt brannte die ganze Nacht hindurch. Ein Augenzeuge bestätigt, daß die Flammen so hell waren, daß man in den Straßen lesen konnte. Einen Monat später nahmen die französischen Truppen die Stadt ein und plünderten sie. Diese Ereignisse bedeuteten einen Wendepunkt in La Tours Leben. Viele seiner Bilder müssen zerstört worden sein, ebenso ein Teil seines Besitztums. Als er sich wieder in der Stadt eingerichtet hatte, begann er, seine Nachtstücke zu malen, seine Kerzenlicht-Bilder, mit denen er – damals wie heute – am meisten bekannt wurde.

Die meisten dieser Nachtszenen lassen auf eine anders gelagerte – aber nicht andersartige – religiöse Grundhaltung schließen. Das Kerzenlicht entkörperlicht und entrationalisiert. Und die Grenzen zwischen Sein und Nicht-Sein, Erscheinung und Illusion, Bewußtsein und Traum verfließen. Kommt mehr als eine Gestalt vor, kann man nur schwer entscheiden, ob beide Wirklichkeit sind, oder ob die eine nur eine traumhafte Projektion der anderen ist. Eine erleuchtete Form läßt sich stets auch als bloße Erscheinung deuten. Habe ich sie gesehen? Oder habe ich sie geträumt? Wenn ich meine Augen schließe, ist es wieder dunkel. La Tour versucht, seine Zweifel durch eine Beschwörung zu zerstreuen. (Könnte das Bild des weinenden St. Peter nicht vielleicht ein Selbstbildnis sein?) Die Bilder sind wie Monologe oder Gebete. Sie führen keinen direkten Diskurs mit der Welt. Und damit wird das Problem der gemalten Person, die als bloße Chiffre im Schema Gottes oder des Malers zu betrachten ist, eliminiert – denn wir werden nicht länger der Welt gegenübergestellt, sondern der seelischen Nacht des Künstlers.

In dieser Begrenzung sind drei der Nachtbilder Meisterwerke. Die Magdalena mit einem Spiegel. Bis auf das, was das Schema des Gemäldes und das Schema der Aussage (Heilige Schrift) unbedingt verlangen, ist alles weggelassen worden. Wir sehen ihren Kopf im Profil. Ihre Hand berührt einen Schädel auf einem Tisch, vor dem sie sitzt. Sowohl Hand wie Schädel heben sich als dunkle Silhouetten gegen das Licht ab. Ihr ausgestreckter Arm ist angeleuchtet und lebendig. So ist sie wie zweigeteilt. Sie blickt in einen Spiegel. Im Spiegel sehen wir den Schädel. Ein mathematisches, traumhaftes Gleichgewicht.

Das zweite Meisterwerk zeigt den Hl. Joseph als Zimmermann. Er beugt sich bei der Arbeit vor. Das Kerzenlicht überglänzt sein Fleisch, das so undurchsichtig ist wie Holz. Das Jesuskind hält die Kerze hoch. Seine kindliche Hand, die die Kerze schützt, erscheint im Licht transparent, sein angestrahltes Gesicht ist wie ein Fenster, das man in der Nacht von außen sieht. Wieder sind das formale Gemälde und seine Aussage (der Kontrast zwischen Kindheit und Alter, zwischen dem Undurchsichtigen und dem Transparenten, zwischen Erfahrung und Unschuld) ganz aus einem Guß und vollendet ausgewogen.

Das dritte Meisterwerk ist eines, das ich nicht erklären kann. Es ist die sogenannte *Frau mit einem Floh*. Sie sitzt halbnackt im Kerzenlicht. Ihre Hände sind unterhalb ihrer Brüste zusammengepreßt. Einige sagen, sie zerdrücke einen Floh zwischen ihren Daumennägeln. Mir scheint ihre Haltung eine Geste der Überzeugung zu sein. Dieses Gemälde ist von seiner Geisteshaltung her anders als alle anderen heute bekannten Gemälde von La Tour. Die Frau, die dort sitzt, ist weder Symbol noch Chiffre. Das Kerzenlicht ist mild; es gibt keine Erscheinungen. Sie ist da. Die Stimmung ihres Körpers erfüllt den Raum. Vielleicht war La Tour in sie verliebt.

Diese drei Meisterwerke schätzen heißt jedoch nicht, »einem Gefühl der Sympathie, das alle Menschen vereint« zu begegnen. Die formale ästhetische Perfektion, um die sich La Tour bemühte, war seine spezielle Lösung für ein religiöses und soziales Problem, das sich exakt mit der *Bedeutung* der anderen Menschen befaßte: Ein Problem, das ihm innerhalb des eigentlich vorgegebenen Bezugssystems unlösbar erschien.

1972

Francis Bacon und Walt Disney

Eine blutbefleckte Gestalt auf einem Bett. Ein Kadaver mit geschienten Körperteilen. Ein rauchender Mann auf einem Stuhl. Man passiert seine Gemälde wie eine gigantische Institution. Ein Mann, der sich auf einem Stuhl umwendet. Ein Mann, der einen Rasierapparat hält. Ein Mann, der scheißt.

Was haben die Ereignisse, die wir sehen, zu bedeuten? Was die Gegenwart oder peinliche Situation der anderen angeht, verhalten sich die gemalten Gestalten ziemlich indifferent. Geht es uns, wenn wir an ihnen vorbeigehen, ebenso? Eine Photographie von Bacon mit aufgekrempelten Ärmeln zeigt, daß seine Vorderarme fast genauso aussehen wie die vieler von ihm gemalter Männer. Eine Frau kriecht an einem Geländer entlang wie ein Kind. 1971 wurde Bacon, dem Magazin *Connaissance des Arts* zufolge, der erste der »Top Ten«, der zehn wichtigsten lebenden Künstler. Ein nackter Mann sitzt da, zerrissene Zeitungen zu seinen Füßen. Ein Mann starrt auf eine Markisen-Kordel. Ein Mann im Unterhemd liegt auf einem fleckigen, roten Sofa. Es gibt viele Gesichter, die sich bewegen; man hat das Gefühl, daß sie dabei leiden. Malerei wie diese hat es eigentlich nie gegeben. Sie hat mit der Welt zu tun, in der wir leben. Aber wie?

Anfangs ein paar Fakten:

1. Francis Bacon ist der einzige britische Maler, der in diesem Jahrhundert zu internationalem Ansehen gelangte.

2. Sein Werk ist, vom ersten Gemälde bis zum letzten, bemerkenswert konsistent. Man wird mit einem gänzlich artikulierten Weltbild konfrontiert.

3. Bacon ist ein außerordentlich fähiger Maler, ein Meister. Seine Lösungen können niemanden, der mit den Problemen der figurativen Ölmalerei vertraut ist, unbeeindruckt lassen. Solche Meisterschaft ist selten. Sie ist das Ergebnis großer Hingabe und extremer Luzidität in bezug auf das Medium.

4. Es gibt ungewöhnlich viele gute schriftstellerische Arbeiten über Bacons Werk, Leute wie David Sylvester, Michel

Leiris und Lawrence Goring haben seine internen Implikationen mit großer Eloquenz diskutiert. Unter »intern« verstehe ich die Implikationen seiner eigenen Behauptungen innerhalb ihres eigenen Bezugssystems.

Im Mittelpunkt von Bacons Werk steht der menschliche Körper. Gewöhnlich ist der Körper entstellt, während das, was ihn kleidet oder umgibt, relativ unentstellt bleibt. Man vergleiche den Regenmantel mit dem Torso, den Regenschirm mit dem Arm, den Zigarettenstummel mit dem Mund. Bacon selber erklärt, daß die Entstellungen, die Gesicht und Körper erleiden, dadurch zustande kommen, daß er nach einer Möglichkeit sucht, die Farbe »direkt zum Nervensystem gelangen zu lassen«. Wieder und wieder bezieht er sich auf das Nervensystem des Malers und Betrachters. Für ihn ist das Nervensystem unabhängig vom Gehirn. Die figurative Malerei, die sich ans Gehirn wendet, findet er illustrativ und langweilig.

»Ich habe immer gehofft, Dinge so direkt und roh wie möglich umzusetzen, und wenn etwas direkt hinüberkommt, haben die Leute vielleicht das Gefühl, es sei entsetzlich.«

Das Rohe, das direkt zum Nervensystem gelangen kann, erreicht Bacon vor allem durch etwas, was er »das Akzidens« nennt, etwas Zufall- oder Unfallartiges. »In meinem Fall habe ich das Gefühl, daß alles, was ich auch nur irgendwie mochte, das Resultat eines Akzidens gewesen ist, an dem ich dann weiterarbeiten konnte.«

Das »Akzidens« ereignet sich in seinen Gemälden, wenn er »unwillkürliche Markierungen« auf der Leinwand hinterläßt. Diese Markierungen weisen dann seinem »Instinkt« den Weg, auf dem das Bild entwickelt werden soll. Ein entwickeltes Bild ist faktisch und übt gleichzeitig eine suggestive Wirkung auf das Nervensystem aus.

»Ist es nicht so, daß man ein Ding so faktisch wie möglich haben will, und gleichzeitig tief suggestiv? Soll es nicht tiefe Empfindungsschichten öffnen, statt das Objekt, das man darstellen will, einfach zu illustrieren? Ist dies nicht das Problem, um das es in der Kunst immer geht?«

Das »öffnende« Objekt ist für Bacon stets der menschliche Körper. Andere Dinge (Stühle, Schuhe, Markisen, Lichtschalter, Zeitungen) sind in seinen Gemälden lediglich abgebildet.

»Ich möchte das Ding weit über seine Erscheinungsform hinaus entstellen, es aber in der Entstellung zu einer Erinnerung der Erscheinungsform zurückführen.«

Interpretiert man dies als Vorgang, ergibt sich offensichtlich folgendes: die Erscheinungsform eines Körpers muß ein Akzidens über sich ergehen lassen, das sie mit unwillkürlichen Markierungen versieht. Ihr entstelltes Bild gelangt dann direkt zum Nervensystem des Betrachters (oder Malers), der die Erscheinungsform des Körpers mittels oder unter den darauf angebrachten Markierungen wiederentdeckt.

Neben den Markierungen, die ihm durch das Malen zugefügt werden, gibt es auf einem Körper oder einer Matratze manchmal auch *aufgemalte Markierungen.* Diese sind, mehr oder weniger augenscheinlich, Spuren von Körperflüssigkeit – Blut, Samen, vielleicht auch Scheiße. Wo sie vorkommen, sind die Flecken auf der Leinwand wie Flecken auf einer Fläche, die mit dem Körper in Berührung gekommen ist.

Die Zweideutigkeit der Worte, die Bacon stets gebraucht, wenn er von seiner Malerei spricht (*Akzidens* = Zufall oder Unfall; *Roh* = roh im Sinne von brutal oder roh im Sinne von wund; *Markierung* = hinterlassene Spur oder zugefügte Verletzung) und vielleicht auch die Zweideutigkeit seines eigenen Namens (bacon = Speck; sprichwörtlich: heile Haut, nacktes Überleben, Speckseite) scheinen zum Vokabular einer Obsession, einer Erfahrung zu gehören, die vermutlich an den Ursprung seines Bewußtseins zurückreicht. In Bacons Welt hat man keine Alternative, keine Auswege. Man weiß nichts von Zeit oder Veränderung. Bacon geht bei einem Gemälde oft von einem photographisch festgehaltenen Bild aus. Eine Photographie hält etwas (einen) Moment lang fest. Im Verlauf des Malprozesses sucht Bacon das Akzidens, das diesen Moment in alle Momente verwandelt. Im Leben ist es üblicherweise ein Moment des körperlichen Schmerzes, der alle vorhergehenden und alle nachfolgenden Momente verdrängt. Und vielleicht ist Schmerz das Ideal, auf das Bacons Obsession gerichtet ist. Trotzdem hat der Inhalt seiner Gemälde, das, was ihre Anziehungskraft ausmacht, wenig mit Schmerz zu tun. Wie so oft lenkt die Obsession ab, und der wirkliche Inhalt findet sich anderswo.

Es heißt, daß Bacons Werk die gequälte Einsamkeit des abendländischen Menschen ausdrückt. Seine Figuren sind in Glaskästen isoliert, in Flächen reiner Farbe, in anonymen Zimmern oder eben nur in sich selbst. Ihre Isolation schließt nicht aus, daß sie beobachtet werden. (Die Form des Triptychons, bei der jede Figur auf ihrer eigenen Leinwand isoliert wird und doch für die anderen sichtbar bleibt, ist symptomatisch.) Seine Gestalten sind allein, aber deutlich ohne Privatsphäre. Die Spuren, die sie tragen, ihre Wunden, sehen aus wie selbst zugefügt. Aber selbst zugefügt in einem sehr speziellen Sinn. Nicht, daß sich das einzelne Individuum die Wunden unbedingt selber zugefügt hat, sondern die Gattung Mensch insgesamt – denn unter den Bedingungen einer so allgemeinen Einsamkeit wird der Unterschied zwischen Individuum und Gattung bedeutungslos.

Bacon ist das Gegenteil eines apokalyptischen Malers, der das Schlimmste für wahrscheinlich hält. Für Bacon ist das Schlimmste schon geschehen. Das hat nichts mit dem Blut, den Flecken und den Eingeweiden zu tun. Das Schlimmste, das geschehen ist, sieht anders aus: der Mensch hat sein Denkvermögen verloren.

In der *Kreuzigung* von 1944 ist das Schlimmste schon geschehen. Die Binden und die Schreie sind an ihrem Platz – ebenso das Streben nach dem idealen Schmerz. Aber die Hälse enden in Mündern. Die obere Gesichtshälfte ist nicht vorhanden. Die Hirnschale fehlt.

Später wird das Schlimmste auf hintergründigere Weise evoziert. Die Anatomie bleibt intakt, die Umgebung des Menschen und sein Ausdruck – oder sein fehlender Ausdruck – lassen seine Unfähigkeit zur Reflexion ahnen. Die Glasgehäuse, die Freunde oder einen Papst enthalten, erinnern an die, in denen man tierische Verhaltensmuster studieren kann. Die Requisiten, die trapezförmigen Stühle, die Geländer, die Kordeln sind wie die, mit denen Käfige ausgestattet werden. Der Mensch ist ein unglücklicher Affe. Aber nicht, wenn er es weiß. Also muß man zeigen, daß der Mensch es nicht wissen kann. Der Mensch ist ein unglücklicher Affe, ohne es zu wissen. Nicht das Gehirn, sondern das Empfindungsvermögen trennt die beiden Gattungen. Auf dieses Axiom gründet sich Bacons Kunst.

Während der frühen fünfziger Jahre schien Bacon am Gesichtsausdruck interessiert zu sein. Aber, wie er zugibt, nicht weil er sich für den Inhalt des Ausdrucks interessierte.

»Tatsächlich wollte ich mehr den Schrei als das Grauen malen. Und ich glaube, wenn ich wirklich darüber nachgedacht hätte, was jemanden zum Schreien bringt, über das Entsetzen, das einen Schrei erzeugt – wären die Schreie, die ich zu malen versucht habe, besser geraten. Tatsächlich waren sie zu abstrakt. Eigentlich fing es damit an, daß mich die Bewegungen des Mundes, die Form des Mundes und die Zähne immer sehr berührt haben. Man kann sagen, ich mag das Geglitzer und die Farbe, die vom Mund ausgeht, und ich habe in gewisser Hinsicht immer gehofft, einen Mund so malen zu können, wie Monet einen Sonnenuntergang.«

In Portraits von Freunden wie Isabel Rawsthorne oder in einigen der neuen Selbstportraits wird man mit dem Ausdruck eines Auges, manchmal auch mit dem Ausdruck zweier Augen konfrontiert. Diesen Ausdruck muß man studieren, man muß ihn zu lesen versuchen. Nie wird man auch nur eine Spur von Selbstreflexion finden. Die Augen blicken, befangen in ihrer eigenen Befindlichkeit, dümmlich auf das, was sie umgibt. Sie wissen nicht, wie ihnen geschehen ist, und gerade durch ihre Unwissenheit machen sie uns betroffen. Doch was ist ihnen geschehen? Der Rest ihres Gesichts wurde durch einen Ausdruck verzerrt, der nicht ihr eigener ist – der tatsächlich überhaupt kein Ausdruck ist (weil nichts dahintersteht, das ausgedrückt werden könnte), durch etwas, das vielmehr zufällig durch ein »Akzidens« im geheimen Einverständnis mit dem Maler zustande gekommen ist.

Nicht ganz zufällig allerdings. Die Ähnlichkeit bleibt – und hier setzt Bacon seine ganze Meisterschaft ein. Normalerweise definiert Ähnlichkeit Charakter, und der Charakter ist beim Menschen unlösbar mit dem Verstand verbunden. Das ist der Grund dafür, daß manche dieser Portraits, die in der Kunstgeschichte ohne Vorläufer sind, einen, auch wenn sie nie tragisch sind, auf fast gespenstische Weise verfolgen. Wir sehen den Charakter als die hohle Form eines Bewußtseins, das nicht vorhanden ist. Einmal mehr ist das Schlimmste geschehen. Der lebende Mensch ist sein eigenes, denkunfähiges Gespenst geworden.

In den größeren Figuren-Kompositionen, in denen mehr als eine Person vorkommt, wird das Fehlen jeglichen Ausdrucks noch durch die nicht vorhandene Bereitschaft zur Aufnahme der anderen Figuren ergänzt. Sie beweisen sich alle unentwegt, daß sie keinen Ausdruck haben können. Es bleiben lediglich Grimassen.

Bacons Betrachtungsweise des Absurden hat mit dem Existentialismus oder mit der Arbeit eines Künstlers wie Samuel Beckett nichts gemein. Beckett versteht die Verzweiflung als Ergebnis einer Fragestellung, als Ergebnis des Versuchs, die Sprache der konventionellen Antworten auf diese Fragestellung zu entwirren. Bacon hinterfragt nichts, entwirrt nichts. Er nimmt das Schlimmste als geschehen hin.

Das Fehlen von Alternativen in seiner Auffassung der menschlichen Existenz spiegelt sich im Fehlen jeglicher thematischer Entwicklung innerhalb seines Lebenswerks. Sein Fortschritt in dreißig Jahren ist ein technischer: das Schlimmste gewinnt immer präzisere Konturen. Er erreicht, was er will, aber gleichzeitig macht die Wiederholung das Schlimmste weniger glaubhaft. Das ist sein Paradoxon. Wenn man von einem Raum zum anderen geht, wird klar, daß man mit dem Schlimmsten leben, daß man es wieder und wieder malen, es in immer elegantere Kunst verwandeln und in Samt und Gold rahmen kann, daß andere Leute es kaufen werden, um es an den Wänden der Räume aufzuhängen, in denen sie essen. Es sieht fast so aus, als sei Bacon ein Scharlatan. Das ist er aber nicht. Und die Treue, mit der er an seiner spezifischen Obsession festhält, bedingt, daß das Paradoxon seiner Kunst zu einer konsistenten Wahrheit führt, auch wenn es nicht unbedingt die Wahrheit ist, die er im Sinn hat.

Tatsächlich ist Bacons Kunst konformistisch. Er sollte nicht mit Goya oder dem frühen Einstein verglichen werden, sondern mit Walt Disney. Beide nehmen zum entfremdeten Verhalten in unserer Gesellschaft Stellung, und beide – jeder auf seine Weise – verleiten den Betrachter dazu, die Gegebenheiten hinzunehmen. Disney läßt entfremdetes Verhalten komisch und sentimental und damit akzeptabel erscheinen. Bacon interpretiert solches Verhalten unter der Voraussetzung, daß das Schlimmstmögliche schon geschehen ist, und bedeutet damit, daß sowohl Ablehnung wie Hoffnung zwecklos sind. Die erstaunlichen formalen Ähnlichkeiten ihres Werks – die Art und Weise, wie Glieder entstellt sind, die allgemeine Form der Körper, die Beziehung der Figuren untereinander und ihr Verhältnis zum Hintergrund, die Ver-

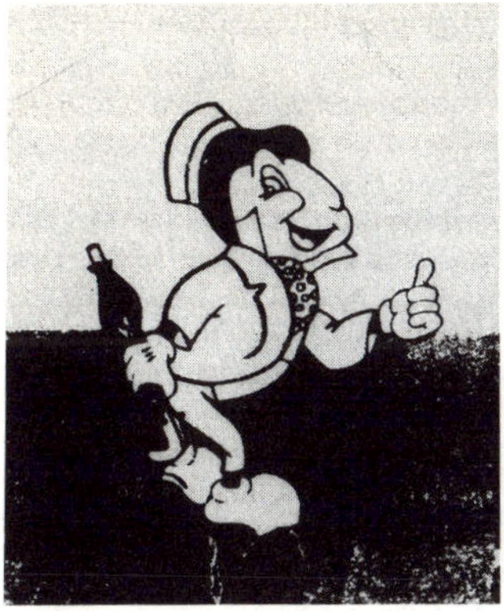

Jiminy Cricket aus dem Film ›Pinocchio‹ von Walt Disney

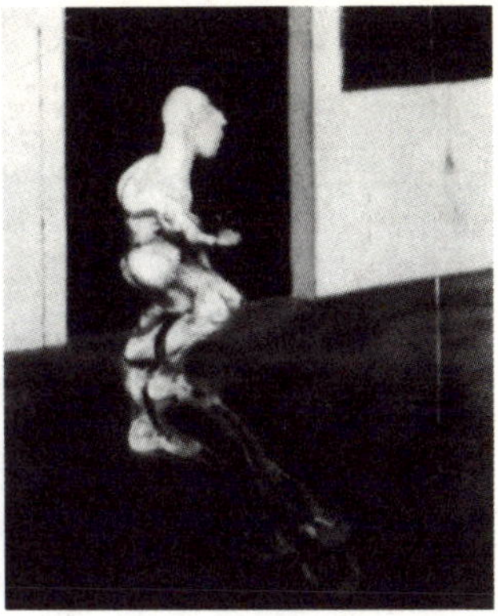

Sich drehende Figur (mit Spiegel) von Francis Bacon

wendung adretter Schneiderkleidung, die Gestik der Hände, die Farbskala – ergeben sich dadurch, daß beide Männer ein komplementäres Verhältnis zur selben Krise haben.

Disneys Welt ist auch durch sinnlose Gewaltanwendung geprägt. Die äußerste Katastrophe ist stets zu erwarten. Seine Kreaturen haben sowohl Persönlichkeit wie nervöse Reaktionen; was ihnen (fast) fehlt, ist der Verstand. Würden wir vor einer Trickfilmsequenz von Disney die Überschrift lesen und glauben: *»Es gibt nichts anderes«*, würde der Film uns so entsetzlich vorkommen wie ein Gemälde von Bacon.

Bacons Bilde kommentieren nicht, wie oft gesagt wird, eine tatsächliche Erfahrung der Einsamkeit, der Qual oder des metaphysischen Zweifels; sie kommentieren auch nicht gesellschaftliche Zusammenhänge, Bürokratie, die Industriegesellschaft oder die Geschichte des zwanzigsten Jahrhunderts. Um irgend etwas in dieser Art zu tun, müßten sie sich mit Bewußtsein befassen. Was sie tun, ist: sie führen vor, wie die Entfremdung eine Sehnsucht nach ihrer eigenen, absoluten Form hervorrufen kann – die im Verlust des Denkvermögens besteht. Das ist die konsistente Wahrheit, die in Bacons Werk eher vorgeführt als ausgedrückt wird. *1972*

Zweimal in Colmar: Der Isenheimer Altar, neu gesehen

Im Winter 1963 fuhr ich zum erstenmal nach Colmar, um mir den Isenheimer Altar anzusehen. Zehn Jahre später ging ich ein zweites Mal hin. Das war nicht so geplant. In den Jahren dazwischen hatte sich einiges verändert. Nicht in Colmar, sondern allgemein, in der Welt, und auch in meinem Leben. Der dramatische Wendepunkt lag genau in der Mitte der Dekade. 1968 traten plötzlich Hoffnungen, die jahrelang mehr oder weniger im Verborgenen genährt wurden, in verschiedenen Orten der Welt ans Licht und erhielten einen Namen – und im selben Jahr wurden diese Hoffnungen aufs entschiedenste zunichte gemacht. Das wird jetzt im nachhinein klarer. Damals versuchten viele von uns, sich vor der bitteren Erkenntnis dieser Wahrheit zu schützen. So gingen wir zum Beispiel Anfang 1969 immer noch davon aus, daß die Möglichkeit für ein zweites 1968 bestand.

Dies ist nicht der Ort, um zu analysieren, was sich weltweit im politischen Kräfteverhältnis verändert hat. Auf jeden Fall war es genug, damit war die Bahn frei für das, was man später *Normalisierung* nennen sollte. Auch viele tausend Einzelleben wurden verändert. Aber davon wird man nichts in den Geschichtsbüchern lesen. (Eine vergleichbare, wenn auch ganz anders geartete Wende fand 1848 statt; ihre Auswirkungen auf das Leben einer Generation sind nicht in geschichtlichen Aufzeichnungen, sondern in Flauberts *Education Sentimentale* nachzulesen.) Wenn ich mich unter meinen Freunden umsehe – und vor allem bei denen, die ein politisches Bewußtsein hatten (oder immer noch haben) – stelle ich fest, daß ihr Leben gerade damals auf lange Sicht verändert oder in neue Bahnen gelenkt wurde, genauso wie es auch bei einem privaten Ereignis hätte der Fall sein können – beim Ausbruch einer Krankheit, bei einer unerwarteten Gesundung oder bei einer Pleite. Ich nehme an, daß sie bei mir ähnliches feststellen würden.

Normalisierung heißt, daß zwischen den verschiedenartigen politischen Systemen, die sich fast in die ganze Weltherrschaft teilen, alles beliebig ausgetauscht werden kann, vorausgesetzt, daß nirgendwo radikale Veränderungen stattfinden. Man geht davon aus, daß sich die Gegenwart kontinuierlich fortsetzt, nur technologische Entwicklungen sind vorgesehen.

In einer Zeit erwartungsvoller Hoffnung (wie vor 1968) stellt man sich zuversichtlich vor, man sei nicht zu erschüttern. Allem muß man sich stellen, nur vor Ausflüchten oder Sentimentalitäten muß man sich hüten. Unerbittliche Wahrhaftigkeit wird zur Befreiung beitragen. Dieses Prinzip wird ein so wesentlicher Bestandteil des eigenen Denkens, daß man es fraglos akzeptiert. Man kann sich nicht vorstellen, wie es anders sein könnte. Hoffnung ist eine wunderbare Sammellinse. Unser Auge bleibt an ihr haften. Und alles kann man untersuchen.

Der Isenheimer Altar – vergleichbar einer griechischen Tragödie oder einem Roman des neunzehnten Jahrhunderts – war ursprünglich so geplant, daß er die Totalität des Lebens und eine Erklärung der Welt darstellen sollte. Er war auf Holzpaneele gemalt, die an Scharnieren befestigt waren. Waren die Paneele geschlossen, sahen die Gläubigen eine Kreuzigung, daneben (auf den Seitenflügeln) St. Antonius und St. Sebastian. Wurden sie geöffnet, sah man ein Engelskonzert und eine Madonna mit Kind, daneben eine Verkündigung und eine Auferstehung. Wurden die Paneele noch einmal geöffnet, sah man die Apostel und einige kirchliche Würdenträger, daneben Gemälde aus dem Leben des hl. Antonius. Der Altar wurde vom *Antoniten*-Orden für ein Hospiz in Isenheim in Auftrag gegeben. Das Hospiz war für Opfer der Pest und der Syphilis bestimmt. Der Altar wurde gebraucht, um den Opfern zu helfen, mit ihrem Leiden ins reine zu kommen.

Bei meinem ersten Besuch in Colmar sah ich in der Kreuzigung den Schlüssel für den ganzen Altar und in der Krankheit den Schlüssel für die Kreuzigung. »Je länger ich hinschaue, desto mehr bin ich davon überzeugt, daß Krankheit für Grünewald den eigentlichen Zustand des Menschen bedeutet. Krankheit stellt für ihn nicht ein Vorzeichen des Todes dar – wie im allgemeinen für den entsetzten modernen Menschen; sie ist die Grundsituation des Lebens.« So schrieb ich 1963. Ich ignorierte die Scharniere am Altar. Hinter meiner Hoffnungs-Linse war ich nicht auf die gemalten Paneele der Hoffnung angewiesen. Der auferstandene Christus schien mir »von Totenblässe gezeichnet«, die Jungfrau in der Verkündigung die frohe Botschaft aufzunehmen wie »die Mitteilung von einer unheilbaren Krankheit«; bei der Madonna mit Kind hielt ich mich daran, daß das Wickeltuch derselbe zerfetzte (infizierte) Lappen war, der in der Kreuzigung als Lendentuch dienen sollte.

Diese Betrachtungsweise war nicht völlig willkürlich. Der Anfang des 16. Jahrhunderts wurde in vielen Teilen Europas als Zeit der Heimsuchung empfunden und erfahren. Und zweifellos ist diese Erfahrung im Altar enthalten. Aber nicht ausschließlich. Doch 1963 sah ich nur sie, nur die Trostlosigkeit. Etwas anderes brauchte ich nicht.

Zehn Jahre später ließ der gigantische, gekreuzigte Körper immer noch die Trauernden auf dem Gemälde und die davorstehenden Betrachter klein und unbedeutend wirken. Diesmal dachte ich: die europäische Tradition kennt so viele Bilder der Marter und Qual; die meisten davon sind sadistisch. Wieso ist dieses, eines der unerbittlichsten und leiderfülltesten von allen, eine Ausnahme? Wie ist es gemalt?

Es ist Zentimeter für Zentimeter gemalt. Keine Umrißlinie, keine Vertiefung, keine Erhebung innerhalb der Umrißlinie läßt auf ein auch nur momentanes Schwanken der Abbildungsintensität schließen. Die Abbildung haftet an dem erlittenen Schmerz. Da kein Körperteil dem Schmerz entgeht, kann die Präzision der Abbildung nirgendwo nachlassen. Die Ursache des Schmerzes ist irrelevant; es zählt nur die Redlichkeit der Abbildung. Diese Redlichkeit kam durch das Einfühlungsvermögen der Liebe zustande.

Liebe macht unschuldig. Sie braucht nichts zu vergeben. Die geliebte Person ist nicht die, die man über die Straße gehen oder ihr Gesicht waschen sieht. Sie ist auch nicht dieselbe wie die, die ihr eigenes Leben lebt und ihre eigene Erfahrung macht, denn diese Person kann gerade nicht unschuldig bleiben.

Wer also ist die »geliebte Person«? Ein Geheimnis, dessen Identität durch niemanden, außer durch den Liebenden bestätigt wird. Wie gut das Dostojewski doch erkannt hat. Liebe ist einsam, auch wenn sie verbindet.

Die geliebte Person existiert weiter, auch wenn die Aktivitäten und die Egozentrik dieser Person sich in Nichts aufgelöst haben. Liebe erkennt die Person vor der Tat und *die-*

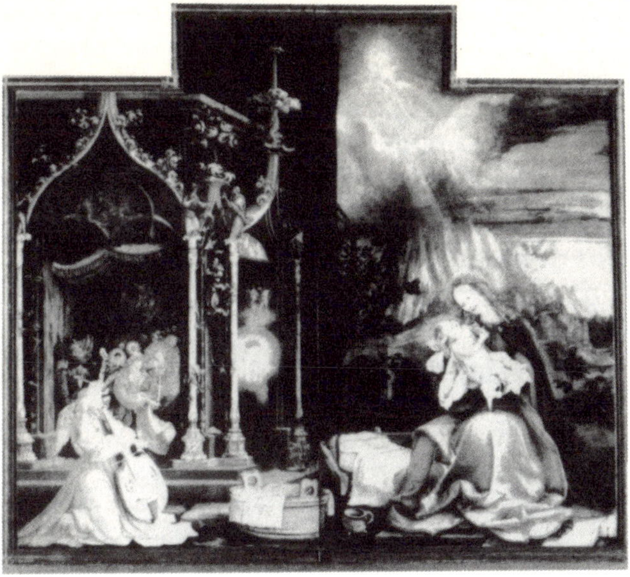

Engelskonzert, Maria mit Kind aus dem Isenheimer Altar

selbe Person nach der Tat. Sie verleiht dieser Person einen Wert, der sich nicht in Tugend messen läßt.

Beispielhaft für eine solche Liebe kann die Liebe sein, die eine Mutter für ihr Kind empfindet. Leidenschaft ist nur eine Ausdrucksform der Liebe. Doch es gibt Unterschiede. Ein Kind befindet sich im Prozeß des Werdens. Ein Kind ist unvollständig. In jeder erdenklichen momentanen Handlung kann es bemerkenswert vollständig sein. Im Übergang zwischen diesen Momenten ist es allerdings abhängig, dort wird offensichtlich, wie unvollständig es ist. Die Liebe einer Mutter sieht das anders. In ihrer Vorstellung ist das Kind ganz. Ihre Wünsche vermischen sich oder wechseln einander ab. Wie Beine, die gehen.

Die Entdeckung einer geliebten, schon vollendeten und geformten Person ist der Beginn einer Leidenschaft.

Diejenigen, die man nicht liebt, erkennt man an ihren Fertigkeiten. Die Fertigkeiten, die man selbst für wichtig hält, können sich unterscheiden von denen, die die Gesellschaft im allgemeinen für wichtig hält. Dennoch betrachten wir diejenigen, die wir nicht lieben, im Hinblick darauf, wie sie einen gegebenen Umriß ausfüllen, und diesen Umriß beschreiben wir mit vergleichenden Adjektiven. Die »Gestalt«, die sie annehmen, stellt die Summe all ihrer Fertigkeiten dar, so wie Eigenschaftswörter sie beschreiben.

Eine geliebte Person wird ganz anders gesehen. Ihre Umrisse oder ihre Gestalt sind keine Oberfläche, auf die man stößt, sondern ein Horizont, der einen umgibt. Eine Person, die man liebt, erkennt man nicht an ihren Fertigkeiten, sondern an den *Verben,* die ihr angemessen sind. Die Bedürfnisse dieser Person können von denen des (oder der) Liebenden ziemlich verschieden sein, aber sie kreieren einen Wert: den Wert dieser Liebe.

Für Grünewald war dieses Verb: *malen.* Das Leben Christi malen.

Einfühlungsvermögen kann, wenn man darin so weit geht wie Grünewald, ein Stück Wahrheit deutlich machen, das zwischen dem Objektiven und dem Subjektiven liegt. Ärzte und Wissenschaftler, die heute an einer Phänomenologie des Schmerzes arbeiten, könnten durchaus dieses Gemälde untersuchen. Die Verzerrung der Formen und Proportionen – die Vergrößerung der Füße, die Hypertrophie des Brustkastens, die Verlängerung der Arme, das Ausgreifen der Finger – kann vielleicht genau die *empfundene* Anatomie des Schmerzes wiedergeben.

Ich will nicht sagen, daß ich 1973 mehr gesehen habe als 1963. Ich habe anders gesehen. Das ist alles. Die zehn Jahre stellen nicht unbedingt einen Fortschritt dar, in gewisser Hinsicht sogar eine Niederlage.

Der Altar ist in einer hohen Galerie mit gotisch geschnittenen Fenstern untergebracht. Ganz in der Nähe befinden sich ein Fluß und einige alte Speicher. Während meines zweiten Besuches machte ich mir Notizen und sah von Zeit zu Zeit zum Engelskonzert hoch. Bis auf einen einsamen Wärter, einen alten Mann, der seine Hände in Wollhandschuhen über einem tragbaren Ölofen aneinander rieb, war die Galerie verlassen. Ich sah auf; ich merkte, daß sich etwas bewegt oder verändert hatte. Doch ich hatte nichts gehört, und in der Galerie war es ganz still. Dann sah ich, was sich verändert hatte. Die Sonne war hervorgekommen. Tief am Winterhimmel stehend, schien sie direkt in die gotischen Fenster, so daß sich auf der gegenüberliegenden weißen Wand mit klaren Linien die Spitzbögen abzeichneten. Von den »Fenster-Lichtern« auf der Wand sah ich zum Licht in den gemalten Paneelen hinüber – dem gemalten Fenster an der hinteren Seite der gemalten Kapelle, in der die Verkündigung stattfindet; zum Licht, das sich über den Berghang hinter der Madonna ergießt; zum großen Lichtkreis, der wie eine Aurora Borealis um den auferstandenen Christus schwebt. Überall hielt das Gemälde stand. Es blieb Licht, es löste sich nicht in bunte Farbe auf. Die Sonne zog sich zurück, und die weiße Wand verlor ihre Belebung. Die Bilder behielten ihre Leuchtkraft.

Jetzt wurde mir klar, daß das ganze Altarstück von Dunkelheit und Licht handelt. Der immense Raum aus Himmel und Erde hinter der Kreuzigung – die Ebene des Elsaß, die von Tausenden von Flüchtlingen, die vor Krieg und Hunger flohen, durchquert wurde – ist verlassen und von einer Dunkelheit erfüllt, die endgültig zu sein scheint. 1963 wirkte das Licht in den anderen Paneelen gebrechlich und künstlich. Oder, genauer gesagt, gebrechlich und unirdisch. (Ein Licht, das in der Dunkelheit erträumt wird.) 1973 sah ich, daß das Licht in den Paneelen genau damit übereinstimmt, wie man Licht im Grunde erfährt.

Nur unter ganz besonderen Umständen ist Licht gleichmäßig und konstant. (Manchmal auf See, auch in der Nähe hoher Berge.) Normalerweise ist Licht ungleichmäßig und veränderlich. Es wird von Schatten durchkreuzt. Einige Oberflächen reflektieren Licht mehr als andere. Licht ist nicht, wie die Moralisten uns glauben machen wollen, der ewige Gegenpol der Dunkelheit. Licht flammt aus der Dunkelheit auf.

Man sehe sich die Paneele der Madonna und des Engelkonzertes an. Wenn Licht nicht ganz gleichmäßig ist, löst es die regelrechte Ordnung auf. So wie wir das Licht bemerken, formt es den Raum um. Zunächst einmal wirkt das, was sich im Licht befindet, im allgemeinen näher als das, was im Schatten ist. In der Nacht scheinen die Dorflichter das Dorf näher zu rücken. Betrachtet man dieses Phänomen genauer, nimmt es subtilere Züge an. Jede Ansammlung von Licht wirkt als ein Zentrum imaginärer Anziehung, das heißt, man kann – in Gedanken – die schattigen oder dunklen

Stellen auch von ihm *ausgehend* ermessen. Damit gibt es soviele artikulierte Räume wie Lichtpunkte. Der eigene Standort bestimmt den Primärraum eines Grundrisses. Aber völlig unabhängig davon beginnt ein Dialog mit jedem in Licht getauchten Ort, gleichgültig, wie weit er entfernt ist, und jeder dieser Orte bringt einen anderen Raum, eine andere räumliche Artikulation nahe. In Gedanken versetzt man sich an jeden hell erleuchteten Ort. Es ist, als würde das sehende Auge überall dort, wo sich Licht konzentriert, das eigene Echo sehen. Diese Vielfältigkeit ist eine Art von Freude.

Die Anziehungskraft, die Licht auf das Auge oder – als Energiequelle – auf den Organismus ausübt, ist grundlegender Art. Die Anziehungskraft, die Licht auf die Phantasie ausübt, ist komplexer, weil sie den Denkapparat als Ganzes und damit die vergleichende Erfahrung mit einbezieht. Wir reagieren auf natürliche Schwankungen des Lichts mit bestimmten, aber unendlich feinen Gemütsschwankungen; wir sind, je nachdem, hochgestimmt oder niedergedrückt, hoffnungsvoll oder ängstlich. Bei fast jedem Anblick teilen wir die Erfahrung seines Lichts in räumliche Zonen der Sicherheit und Zonen des Zweifels auf. Das Sehen tastet sich von Licht zu Licht, wie jemand, der in einem Bach von Stein zu Stein hüpft.

Fügt man die beiden Beobachtungen zusammen, ergibt sich folgendes: Hoffnung übt eine Anziehungskraft aus, strahlt als Punkt, dem man nahe sein will, von dem aus man messen will. Zweifel hat keinen Mittelpunkt und ist allgegenwärtig.

Daher die Stärke und die Zerbrechlichkeit von Grünewalds Licht.

Ich habe Colmar beide Male im Winter besucht, und die Stadt war jedesmal einer ähnlichen Kälte ausgesetzt, der Kälte, die aus den Ebenen aufsteigt und eine Erinnerung an den Hunger mit sich bringt. Es war die gleiche Stadt, die gleichen physikalischen Bedingungen. Nur meine Sehweise war anders. Es ist eine Binsenwahrheit, daß sich die Bedeutung eines Kunstwerks mit seinem Überdauern wandelt. Normalerweise dient diese Einsicht dazu, um zwischen »ihnen« (in der Vergangenheit) und »uns« (heute) zu unterscheiden. Wir neigen im allgemeinen dazu, *sie* und ihre Reaktionen auf Kunst als in Geschichte gefangen zu betrachten, während wir gleichzeitig *uns selbst* einen Überblick zutrauen; man blickt gewissermaßen von einem Gipfelpunkt der Geschichte zu ihnen hinunter. Dann scheint das bis heute überdauernde Kunstwerk unsere überlegene Position zu bestätigen. Das Ziel seines Überdauerns waren wir.

Das ist Illusion. Man ist nie von der Geschichte ausgeschlossen. Das erstemal, als ich den Grünewald-Altar sah, ging es mir vor allem darum, *ihn* historisch einzuordnen. In die Begriffe der mittelalterlichen Religion, der Pest, des Lazarus-Stifts. Jetzt bin ich gezwungen worden, mich selbst historisch einzuordnen.

In einer Zeit revolutionärer Erwartung sah ich ein Kunstwerk, das als Zeugnis vergangener Verzweiflung überdauert hat; in einer Zeit, die durchgestanden werden muß, bietet mir das gleiche Kunstwerk wunderbarerweise einen schmalen Weg durch die Verzweiflung an. *1973*

Courbet und der Jura

Das Werk eines Künstlers läßt sich nie auf *die* unabhängige Wahrheit reduzieren; wie das Leben des Künstlers – oder Ihres und meines – begründet das Lebenswerk eine eigene Wahrheit, die, je nachdem, gültig oder wertlos sein kann. Erklärungen, Analysen, Interpretationen sind nur Raster oder Linsen, die dem Betrachter zu einer genaueren Sicht verhelfen sollen. Die Berechtigung der Kritik liegt allein darin, daß wir mit ihrer Hilfe klarer sehen können.

Vor einigen Jahren schrieb ich, man müsse bei Courbet zwei Dinge erklären, die immer noch unverständlich seien. Einmal die wahre Beschaffenheit der Materialität, der Dichte, der Gewichtigkeit seiner Bilder; zum anderen die eigentlichen Gründe dafür, daß sein Werk die bourgeoise Kunstwelt so entsetzt hat. Die zweite Frage ist inzwischen in hervorragender Weise beantwortet worden, und zwar nicht, wie man vielleicht erwarten könnte, durch einen französischen Gelehrten, sondern durch einen Briten und eine Amerikanerin: durch Timothy Clark in seinen zwei Büchern *Image of the People* (»Abbild des Volkes«) und *The Absolute Bourgeois* (»Der absolute Bourgeois«), und durch Linda Nochlin in ihrem Buch über *Realismus*.

Die erste Frage aber bleibt unbeantwortet. Theorie und Programm des Courbetschen Realismus sind soziologisch und historisch erklärt worden, doch wie praktizierte er ihn mit Augen und Händen? Wo liegt die Bedeutung der einmaligen Art und Weise, in der er Erscheinungen darstellte? Als er sagte: »Kunst ist der vollständigste Ausdruck einer Existenz« – was verstand er da unter *Ausdruck*?

Die Gegend, in der ein Maler seine Kindheit und Jugend verbringt, spielt oft eine wichtige Rolle bei der Herausbildung seiner Sehweise. Die Themse trug zur Entwicklung von Turner bei. Die Klippen um Le Havre hatten einen wichtigen Einfluß auf Monet. Courbet wuchs im Loue-Tal, an der Westseite der Berge des Jura auf, in einer Gegend, die er während seines ganzen Lebens malte und in die er immer wieder zurückkam. Eine Untersuchung des Charakters der Landschaft um Ornans, in der Courbet geboren wurde, gibt uns, glaube ich, eine Möglichkeit, sein Werk genauer zu begreifen.

Die Gegend weist eine außerordentlich hohe Niederschlagsmenge auf: etwa 130 cm im Jahr, während sie im übrigen französischen Flachland zwischen 79 cm im Westen und 41 cm im Zentrum liegt. Der größte Teil des Regens sikkert durch das Kalkgestein und bildet unterirdische Kanäle. Die Loue strömt an ihrer Quelle bereits als ziemlich mächtiger Fluß aus den Felsen hervor. Es ist eine typische *Karstlandschaft,* charakterisiert durch offenliegendes Kalkgestein, tiefe Täler, Höhlen und Falten. Auf den waagerechten Kalkstein-Flözen hat sich häufig Mergel abgelagert, so daß auf den Felsen Gras und Bäume wachsen. Man sieht diese Formation – eine sehr grüne Landschaft, nah am Himmel durch einen horizontalen grauen Felsriegel geteilt – in vielen Bildern Courbets, unter anderem auch im *Begräbnis in Ornans.* Doch ich glaube, daß diese Landschaft und Geologie Courbet mehr als nur in szenischer Hinsicht beeinflußt hat.

So eine Landschaft kann die Sehgewohnheiten eines ganzen Lebens prägen. Man stelle sich einmal vor, wie man dort normalerweise etwas zu sehen bekommt. Die die Landschaft durchziehenden Falten lassen sie im allgemeinen *hoch* erscheinen: der Himmel ist weit weg. Der bestimmende Farbton ist grün: dagegen zeichnen sich vor allem die Felsen ab. Der Hintergrund dessen, was man im Tal sieht, ist dunkel – so, als ob die Dunkelheit der Höhlen und der unterirdischen Gewässer das Sichtbare durchdrungen hätte.

Alles, was aus dieser Dunkelheit ans Licht tritt (eine Felskante, fließendes Wasser, ein Baumstamm), hebt sich mit lebendiger Deutlichkeit, aber eben nur partiell (weil viel im Schatten bleibt) davon ab. Das Sichtbare ist dort diskontinuierlich. Oder, anders ausgedrückt, auf das Sichtbare ist nicht immer Verlaß, man muß sich mit dem, was man überhaupt zu sehen bekommt, auseinandersetzen. Man entwikkelt das Auge eines Jägers – nicht nur des zahlreichen Wildes wegen, sondern wegen der dichten Wälder, der Steilhänge, der Wasserfälle, der sich windenden Flußläufe, die alle die Erscheinung der Dinge beeinflussen.

Viele dieser Eigentümlichkeiten sind in Courbets Kunst übergegangen, auch wenn das Sujet nicht mehr seine heimatliche Landschaft ist. Außergewöhnlich viele seiner figürlichen Malereien außerhalb des Ateliers haben wenig oder keinen Himmel. *(Die Steinklopfer, Proudhon und seine Familie, Mädchen auf dem Seineufer, Die Hängematte*, die meisten Ausführungen der *Badenden*). Das Licht ist das Seitenlicht des Waldes, das dem mit der Perspektive spielenden Licht unter Wasser nicht unähnlich ist. Die Riesendarstellung des *Atelier* ist deswegen so verwirrend, weil das Licht der gemalten Waldlandschaft auf der Staffelei das Licht ist, das den ganzen, von Menschen erfüllten Pariser Raum durchdringt. Eine Ausnahme macht das Bild *Bonjour Monsieur Courbet*, das ihn und seinen Auftraggeber vor dem Hintergrund des Himmels zeigt. Hier hat Courbet jedoch ganz bewußt die weitläufige Ebene von Montpellier als Schauplatz gewählt.

Ich vermute, daß Wasser, in der einen oder anderen Form, in etwa zwei Dritteln von Courbets Gemälden vorkommt – oft im Vordergrund. (Das ländlich-bürgerliche Haus, in dem er geboren wurde, ragt über den Fluß hinaus. Fließendes Wasser muß einer seiner frühesten akustischen und optischen Eindrücke gewesen sein.) Kommt in seinen Bildern kein Wasser vor, lassen einen die Formen im Vordergrund sehr oft an die Strömungen und Wirbel von fließendem Wasser denken (z.B. bei der *Frau mit dem Papagei* und der *Schlafenden Spinnerin*). Die gelackte Frische der Objekte, die in seinen Gemälden das Licht auf sich ziehen, erinnert einen oft an die Leuchtkraft von Kieseln oder Fischen unter Wasser. Die Farbgebung seiner Darstellung eines Forellenteiches entspricht der Farbgebung seiner anderen Bilder. Es gibt ganze Landschaften von Courbet, die von einem Tümpel reflektiert sein könnten; die Farbe schimmert feucht auf der Oberfläche und trotzt allen Gesetzen atmosphärischer Perspektive (zum Beispiel in den *Felsen bei Mouthier*).

Normalerweise malte er schon auf dunklem Grund und malte dann noch dunkler. Die Tiefe seiner Gemälde hängt stets mit ihrer Dunkelheit zusammen – selbst wenn es, weit oben, einen intensiv blauen Himmel gibt; darin gleichen seine Gemälde Brunnenschächten. Wo immer Formen aus der Dunkelheit ans Licht treten, definiert er sie, indem er helle Farbe appliziert, gewöhnlich mit einem Palettenmesser. Allein durch die Handhabung des Messers – sieht man einmal von seinen Fähigkeiten als Maler ab – wurde in einmaliger Weise der Lichtstrahl wiedergegeben, der die struk-

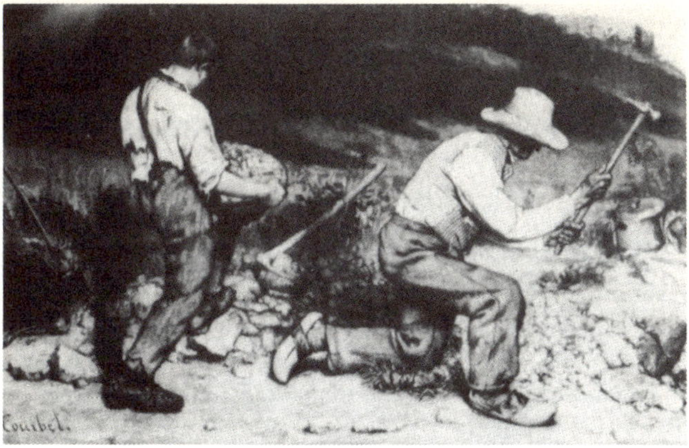

Die Steinklopfer

turierte Oberfläche von Blättern, Felsen und Gras trifft; ein Lichtstrahl, der Leben verleiht und Überzeugungskraft, aber nicht unbedingt Strukturen wiedergibt.

Übereinstimmungen dieser Art lassen eine enge Beziehung zwischen Courbets Praxis als Maler und der Landschaft, in der er aufwuchs, ahnen. Aber damit hat man die Frage, welche *Bedeutung* er den Erscheinungen gab, noch nicht beantwortet. Wir müssen die Landschaft weiter befragen. Felsen sind die hervorstechendste Konfiguration dieser Landschaft. Sie verleihen Identität, bieten dem Blick Anhaltspunkte. Die zutage tretenden Felsen erzeugen die Präsenz der Landschaft. Gesteht man dem Begriff seine volle Tragweite zu, kann man von *Steingesichtern* sprechen. Die Felsen stellen den Charakter, die Seele der Gegend dar. Proudhon, der aus der gleichen Gegend stammte, schrieb: »Ich bin reines Jurakalkgestein.« Courbet, prahlerisch wie immer, behauptete, daß er in seinen Bildern »sogar die Steine zum Denken bringe«.

Ein Steingesicht ist immer da. (Man braucht nur an die *Zehn-Uhr Straße* genannte Landschaft im Louvre zu denken.) Es dominiert und will gesehen werden, doch erscheint es immer wieder anders, je nach Licht und Wetter. Das Bild bietet dem Betrachter unaufhörlich verschiedene Facetten seiner selbst an. Verglichen mit einem Baum, einem Tier, einer Person, ist seine Erscheinungsform in nur sehr geringem

Maße vorgegeben. Ein Felsen kann beinahe jedes Aussehen annehmen. Er ist unbestritten, was er ist, und dennoch ist er durch seine Substanz nicht von vorneherein auf eine bestimmte Form festgelegt. Er existiert nachdrücklich, und dennoch ist seine Erscheinungsform (nur von einigen wenigen, sehr allgemeinen geologischen Gegebenheiten eingeschränkt) beliebig. Der Felsen ist nur jetzt gerade so, wie er ist. Seine jeweilige Erscheinung entscheidet über seine Bedeutung.

Umgeben von solchen Felsen aufzuwachsen heißt, in einer Gegend aufzuwachsen, in der das Sichtbare sowohl frei von Gesetzen wie unübersehbar real ist. Es gibt zwar visuelle Fakten, aber nur ein Minimum an visueller Ordnung. Courbet besaß, seinem Freund Francis Wey zufolge, die Fähigkeit, ein Objekt überzeugend zu malen – zum Beispiel einen weit entfernten Stapel gespaltenes Holz – *ohne daß er wußte, was es war.* Das ist ungewöhnlich bei Malern, und es ist, glaube ich, sehr bezeichnend.

Im frühen, romantischen *Selbstportrait mit einem Hund* zeigt er sich vor einem großen Felsblock, umrahmt von der Dunkelheit seines Umhangs und seines Huts. Er hat darin sein eigenes Gesicht und seine eigenen Hände mit exakt der gleichen Einstellung gemalt wie den Stein dahinter. Sie stellten für ihn vergleichbare visuelle Phänomene dar, verfügten über dieselbe visuelle Realität. Wenn Sichtbarkeit gesetzlos ist, gibt es keine Hierarchie der Erscheinungsformen. Courbet malte alles – Schnee, Fleisch, Haar, Fell, Kleider, Borke – so wie er es gemalt hätte, wenn es ein »Steingesicht« gewesen wäre. Er hat nie etwas gemalt, das Innerlichkeit besitzt, – die hat, erstaunlicherweise, nicht einmal seine Kopie eines Selbstportraits von Rembrandt – aber alles ist voller Verwunderung abgebildet: voller Verwunderung, weil Sehen, wo keine Gesetze vorhanden sind, bedeutet, ständig überrascht zu werden.

Vielleicht erweckt dies den Eindruck, ich würde Courbet als »zeitlos« betrachten, als eine ebenso unhistorische Erscheinung wie die Berge des Jura, die ihn so sehr beeinflußt haben. Das ist nicht meine Absicht. Der große Einfluß der Juralandschaft auf seine Malerei steht selbstverständlich im Zusammenhang mit der historischen Situation, in der er sich als Maler befand, und im Zusammenhang mit seinem spezifischen Temperament. Selbst in Erdzeiträumen hat der Jura nur einen Courbet »hervorgebracht«. Die »geographische Interpretation« gibt nur den Hintergrund, das Material und die visuelle Substanz für die gesellschaftlich-historische Interpretation ab.

Es fällt schwer, Timothy Clarks überzeugende und differenzierte Untersuchung über Courbet in ein paar Sätzen zusammenzufassen. Er gibt uns die Möglichkeit, die ganze Komplexität des politischen Zeitraums zu sehen. Er weist den Legenden, die den Maler umgeben, ihren Platz zu: der Legende des ländlichen Possenreißers mit dem hochbegabten Farbpinsel; der Legende des gefährlichen Revolutionärs; der Legende des groben, betrunkenen, schenkelschlagenden Provokateurs. (Das wahrste und vielleicht sympathischste Portrait von Courbet ist das von Jules Valles in seinem *Cri du Peuple*.)

Dann zeigt Clark, wie Courbet in den großen Werken der frühen 1850er Jahre mit seinem maßlosen Ehrgeiz, seinem echten Haß auf die Bourgeoisie, mit seiner ländlichen Erfahrung, seiner Liebe zur Theatralik und einer außerordentlichen Intuition sich tatsächlich auf nichts geringeres einließ als auf eine doppelte Transformation der Malerei. Doppelt, weil sie eine Transformation von Bildgegenstand und Publikum umfaßte. Einige Jahre lang konnte er seine Inspirationen aus der Hoffnung auf die Popularisierung dieser Ideale schöpfen.

Die Transformation bedeutete »die Eroberung« der damaligen Malerei und den Austausch des Publikums. Man kann Courbet, glaube ich, als den letzten »Meister« betrachten. Seine stupende Beherrschung der Farbbehandlung lernte er von den Venezianern, von Rembrandt, von Velázquez, von Zurbaran und anderen. Als Praktiker blieb er Traditionalist. Und doch erwarb er die Fähigkeiten, über die er verfügte, ohne die traditionellen Werte mit zu übernehmen, um derentwillen diese Fähigkeiten ursprünglich entwickelt worden waren. Man könnte sagen, daß er seinen Professionalismus gestohlen hat.

Ein Beispiel: die Praxis der Akt-Malerei war eng verbunden mit Werten des Takts, des Luxus und des Wohlstands. Der Akt war ein erotisches Ornament. Courbet stahl die Praxis der Aktmalerei und benutzte sie, um die »vulgäre«

Nacktheit einer Landfrau darzustellen, deren Kleider in einem unordentlichen Haufen am Flußufer liegen. (Später, als die Desillusionierung einsetzte, schuf auch er erotische Ornamente wie *Die Frau mit einem Papagei.*)

Ein Beispiel: die Praxis des spanischen Realismus des 17. Jahrhunderts war eng verbunden mit dem religiösen Prinzip, daß Einfachheit und Strenge moralischen Wert besitzen und Klarheit Würde verleiht. Courbet stahl die Praxis und benutzte sie in den *Steinklopfern*, um die verzweifelte, unerbittliche ländliche Armut zu zeigen.

Ein Beispiel: die im Holland des 17. Jahrhunderts gebräuchliche Praxis der Gruppenportraits diente dazu, einen bestimmten *Esprit de corps* zu feiern. Courbet stahl die Praxis für das *Begräbnis in Ornans*, um die Einsamkeit der Menge vor dem Grab aufzuzeigen.

Der Jäger aus dem Jura, der ländliche Demokrat und der Malerbandit haben sich für wenige Jahre, zwischen 1848 und 1856, im selben Maler zusammengefunden, um einige schockierende und einmalige Bilder zu schaffen. Alle drei betrachteten Erscheinungen als direkte, relativ konventionslos vermittelte Erfahrungen, die genau aus diesem Grund verblüffend und unberechenbar waren. Alle drei sahen die Welt gleichzeitig nüchtern (was Courbets Gegner als *vulgär* bezeichneten), und unschuldig (was Courbets Gegner *dumm* fanden). Nach 1856, während der Ausschweifungen des Zweiten Kaiserreichs, hat nur noch der Jäger manchmal Landschaften geschaffen, die anders waren als die irgendeines anderen Malers; Landschaften, auf denen Schnee liegen bleiben konnte.

Im *Begräbnis*, das zwischen 1849 und 1850 entstand, können wir etwas von der Seele Courbets erkennen, dieser einen Seele, die in verschiedenen Momenten Jäger, Demokrat, und Malerbandit war. Trotz seines Lebenshungers, seiner Aufschneiderei und seines sprichwörtlichen Lachens war Courbets Lebensauffassung düster, wenn nicht tragisch.

Quer über die Mitte der Leinwand, über ihre ganze Breite (beinahe sechseinhalb Meter), verläuft eine Zone der Dunkelheit, der Schwärze. Wörtlich läßt sich dieses Schwarz mit den Kleidern der Trauermenge erklären. Aber das Schwarz ist zu durchdringend und zu tief – selbst wenn man in Betracht zieht, daß das Gemälde in all den Jahren nachgedunkelt ist –, als daß sein Sinn sich darin erschöpfen könnte. Es ist die Dunkelheit der Tallandschaft, der anbrechenden Nacht und der Erde, in die der Sarg gelegt werden wird. Doch ich glaube, daß diese Dunkelheit auch eine gesellschaftliche und persönliche Bedeutung hat.

Aus dieser Dunkelheit tauchen die Gesichter von Courbets Familienangehörigen, Freunden und Bekannten aus Ornans auf, die ohne Idealisierung und ohne Häme gemalt sind, ohne daß auf eine vorgegebene Norm zurückgegriffen wird. Das Gemälde wurde als zynisch, frevlerisch und roh bezeichnet. Man behandelte es wie eine Verschwörung. Doch um was ging es in dieser Verschwörung? Um einen Kult der Häßlichkeit? Um gesellschaftliche Unterwanderung? Um einen Angriff auf die Kirche? Die Kritiker suchten das Gemälde vergeblich nach irgendwelchen Anhaltspunkten ab. Niemand hat entdeckt, worauf das Subversive zurückzuführen war.

Courbet hatte eine Gruppe von Männern und Frauen gemalt, so wie sie bei einem Dorfbegräbnis erscheinen könnten, und er hatte sich geweigert, diesen Anblick zu organisieren (das heißt, ihn zu harmonisieren) und ihm so irgendeine falsche – oder auch wahre – höhere Bedeutung zu verleihen. Er hatte sich geweigert, der Kunst eine Funktion als Vermittlerin der Erscheinungen, die das Sichtbare adelt, zuzugestehen. Statt dessen hatte er, in Lebensgröße, auf einundzwanzig Quadratmetern Leinwand, eine Versammlung von Gestalten am Grabesrand gemalt, die *nichts* ausdrückte als: so sehen wir aus. Und genau in dem Maße, wie das Kunstpublikum in Paris diese Mitteilung vom Land aufnahm, leugnete es ihren Wahrheitsgehalt, indem es sie als bösartige Übertreibung bezeichnete.

In seiner Seele kann Courbet das gewußt haben; vielleicht gaben ihm seine grandiosen Hoffnungen den Mut zum Weitermachen. Die Insistenz, mit der er – im *Begräbnis,* in den *Steinklopfern,* in den *Bauern von Flagey* – malte, was immer ins Licht trat, während er andererseits darauf insistierte, daß jedes Teil genau gleich wertvoll war, läßt mich vermuten, daß der dunkle Hintergrund gleichzusetzen ist mit tiefverwurzelter Ignoranz. Als er sagte, daß Kunst »der *vollständigste* Ausdruck eines existierenden Dings« sei, stellte er die Kunst jedem hierarchischen System oder jeder Kultur entgegen, die ihre Funktion darin sehen, einen bedeutenden Teil dessen, was existiert, in seinen Ausdrucksmöglichkeiten zu behindern, oder gar nicht erst zum Ausdruck kommen zu lassen. Er war der einzige große Maler, der die gewollte Unwissenheit der Kultivierten in Frage stellte. *1978*

Turner und der Barber Shop

Es hat niemals einen zweiten Maler wie Turner gegeben; keinen, der in seinen Werken so viele verschiedene Elemente vereinte. Es spricht sehr viel dafür, daß Turners Genius und nicht der von Dickens oder Wordsworth oder Walter Scott oder Constable oder Landseer den Charakter der Briten im neunzehnten Jahrhundert am umfassendsten repräsentiert. Und vielleicht ist aus diesem Grund Turner der einzige wichtige Künstler, der sowohl vor wie auch nach seinem Tod im Jahre 1851 in England eine gewisse populäre Anziehungskraft ausübte. Bis vor kurzem hatte ein Gutteil des britischen Publikums das Gefühl, daß Turner auf geheimnisvolle, unaussprechliche Weise – da seine Sehweise Worte überflüssig macht oder ausschließt – etwas vom Bodensatz ihrer eigenen vielfältigen Erfahrungen ausdrückte.

Turner wurde 1775 als Sohn eines Hintergassen-Barbiers in der Londoner Innenstadt geboren. Sein Onkel war ein Metzger. Die Familie lebte einen Steinwurf von der Themse entfernt. Im Laufe seines Lebens reiste Turner ziemlich viel, aber in den meisten der Themen, für die er sich entschied, kommen immer wieder Wasser, Küstenlinien oder Flußufer vor. Während seiner letzten Lebensjahre lebte er, unter dem Decknamen *Kapitän Booth, Kapitän zur See a.D.*, in Chelsea, etwas weiter unten am Fluß. Davor lebte er in Hammersmith und Twickenham; von beiden Orten aus hat man Aussicht auf die Themse.

Er war ein Wunderkind und verdiente schon mit neun Jahren Geld, indem er Stiche kolorierte; mit vierzehn trat er in die Schulen der Royal Academy ein. Als er achtzehn Jahre alt war, hatte er sein eigenes Studio, und kurz darauf gab der Vater sein Handwerk auf, um Studio-Gehilfe und Faktotum bei seinem Sohn zu werden. Zwischen Vater und Sohn bestand offensichtlich eine enge Beziehung. (Die Mutter des Malers starb in geistiger Umnachtung.)

Natürlich weiß man nicht genau, welche frühen visuellen Erfahrungen Turners Phantasie geprägt haben. Aber zwischen manchen visuellen Elementen einer Barbier-Stube und Elementen des reifen Malstils von Turner besteht eine deutliche Übereinstimmung, die man freilich nicht als allzu umfassendes Erklärungsmodell mißbrauchen sollte. Man braucht allerdings nur an einige seiner späteren Gemälde zu denken und sich dann das Wasser, den Schaum, den Dampf des Hinterhofladens vorzustellen, das aufblitzende Metall, die beschlagenen Spiegel, die weißen Schüsseln oder Becken, in denen der Rasierpinsel seifige Flüssigkeiten schaumig schlägt und Bartreste abgestreift werden. Oder man denke an das Palettenmesser (dem Rasiermesser des Vaters durchaus vergleichbar), auf dessen Benutzung Turner, trotz Kritik und damaliger Gepflogenheit ausdrücklich bestand. Noch stärker – in der Art einer kindlichen Phantasmagorie – hat wohl die in einer Barbier-Stube stets mögliche Verbindung von Blut mit Wasser, von Wasser mit Blut gewirkt. Mit zwanzig Jahren wollte Turner ein Bild malen, dessen Sujet der Apokalypse entnommen war: *Das Wasser, in Blut verwandelt.* Er hat es nie gemalt. Aber visuell, in Sonnenuntergängen und Feuern, ist es das Sujet von Tausenden seiner späteren Bilder geworden.

Viele von Turners frühen Landschaften sind mehr oder weniger klassisch; sie gehen in der Hauptsache auf Claude Lorrain zurück, weisen aber auch Einflüsse der frühen holländischen Landschaftsmaler auf. Die Anlage dieser Werke ist seltsam. Oberflächlich betrachtet sind sie ruhig, »sublim«, oder behutsam nostalgisch. Mit der Zeit realisiert man jedoch, daß diese Landschaften viel mehr mit Kunst als mit Natur zu tun haben und daß sie, als Kunst, eine Art »Pasticcio« darstellen. Und im Pasticcio ist stets eine Art Unruhe oder Verzweiflung zu finden.

Natur trat in Turners Werk, oder vielmehr in seiner Phantasie, auch in Form von Gewalt auf. Schon 1802 malte er einen Sturm, der um die Hafenmole von Calais tobte. Bald darauf malte er einen anderen Sturm in den Alpen. Dann eine Lawine. Bis um 1830 herum bestanden die beiden Aspekte seines Werks, der ruhige und der ungestüme, unangefochten nebeneinander, aber nach und nach wurde das Ungestüm dominierend. Zuletzt wurde Gewalt zum Bestandteil von Turners Sehweise selbst; sie hing nicht mehr mit dem Sujet zusammen. Das Gemälde *Friede. Begräbnis auf See* ist, auf seine Weise, so gewalttätig wie das Bild *Der Schneesturm*. Das *Begräbnis* wirkt wie die Darstellung einer ausgebrannten Wunde.

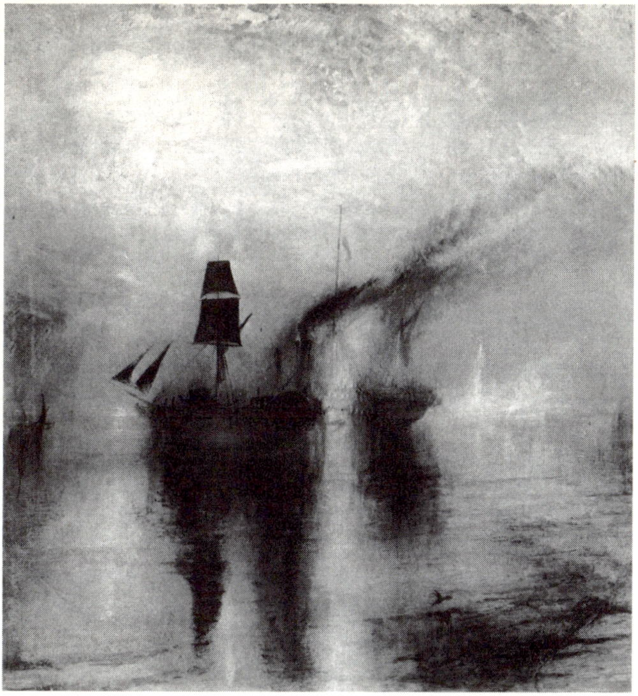

Frieden. Beisetzung auf See, 1842

Die Gewalt in Turners Bildern scheint elementar zu sein: Sie wird durch Wasser, durch Wind, durch Feuer ausgedrückt. Manchmal scheint sie eine Eigenschaft des Lichts zu sein. Im Zusammenhang mit einem Bild, das *Der Engel, in der Sonne stehend* genannt wird, schrieb Turner einmal vom »Licht, das die ganze sichtbare Welt *aufzehrt*«. Doch ich glaube, daß ihm die Gewalt, die er in der Natur fand, nur als Bestätigung einer eigenen schöpferischen Vision diente, und diese Sehweise kann ihre Wurzeln in kindlichen Erfahrungen haben. Später sollte sie bestätigt werden, nicht nur durch die Natur, sondern auch durch den menschlichen Unternehmungsgeist: Turner durchlebte die erste, apokalyptische Phase der britischen Industriellen Revolution. Dampf war da mehr als das, wovon ein Barbierladen erfüllt ist, Zinnober bedeutete ebenso Hochöfen wie Blut, Wind pfiff durch Ventile wie über die Alpen. Das Licht, von dem er glaubte, daß es die ganze sichtbare Welt aufzehre, war der neuen produktiven Energie sehr ähnlich, die alle bisherigen Vorstellungen von Wohlstand, Entfernungen, menschlicher Arbeit, Stadt, Natur, vom Willen Gottes, von Kindern und von Zeit in Frage stellte und zerstörte. Man darf sich Turner nicht als virtuosen Maler von Naturschauspielen vorstellen – so wie er mehr oder weniger offiziell eingestuft wurde, bis Ruskin sein Werk tiefgründiger interpretierte.

Die erste Hälfte des britischen neunzehnten Jahrhunderts war zutiefst unreligiös. Das kann Turner darin bestärkt haben, sich die Natur symbolisch zunutze zu machen. Es gab kein anderes überzeugendes oder zugängliches Symbolsystem, allerdings konnte der moralische Sinn nicht immer direkt ausgedrückt werden. *Das Begräbnis auf See* zeigt das Begräbnis des Malers Sir David Wilkie, der einer von Turners wenigen Freunden war. Seine Bezüge sind kosmisch. Aber bedeutet seine Aussage nun Protest oder Zustimmung? Tragen wir nun eher den unmöglich schwarzen Segeln Rechnung oder der unmöglich schimmernden Stadt dahinter? Die Fragen, die das Gemälde aufwirft, sind moralischer Natur – daraus ergibt sich wie bei vielen von Turners späteren Gemälden, seine leicht klaustrophobe Qualität –, aber die möglichen Antworten sind alle ambivalent. Es ist nicht weiter erstaunlich, daß Turner bei der Malerei vor allem bewunderte, daß sie etwas in Zweifel ziehen, etwas geheimnisvoll machen konnte. »Rembrandt«, sagte er anerkennend, »warf einen geheimnisvollen Zweifel über das gemeinste Stück Gewöhnlichkeit«.

Turner war schon zu Beginn seiner Laufbahn, auf unverhohlen streitbare Weise, außerordentlich ehrgeizig. Er wollte nicht nur als der größte Maler seines Landes und seiner Zeit anerkannt werden, sondern als einer der größten Maler aller Zeiten. Er hielt Rembrandt und Watteau für seinesgleichen. Er glaubte, daß er Claude Lorrain an die Wand gemalt hätte. Dieses Konkurrenzgebaren war von einer ausgesprochenen Neigung zu Misanthropie und Geiz begleitet. Er war übermäßig geheimnisvoll, was seine Arbeitsmethoden anging. Er war ein Einsiedler, der sich entschieden hatte, abseits von der Gesellschaft zu leben. Seine Einsamkeit hatte nichts mit Vernachlässigung oder zu geringer Anerkennung zu tun. Seine Laufbahn war schon in sehr jungen Jahren äußerst erfolgreich gewesen. Als seine Arbeiten origineller wurden, wurden sie kritisiert. Manchmal wurde seine zurückgezogene Exzentrik als Verrücktheit bezeichnet; aber er wurde nie so behandelt, als ob er etwas Geringeres als ein bedeutender Maler gewesen wäre.

Er schrieb Gedichte, die seine Bilder zum Thema hatten, er schrieb und hielt manchmal Vorlesungen über Kunst und benutzte dabei eine bombastische, aber kraftlose Sprache. In Gesprächen war er schweigsam und grob. Wenn man ihn als Visionär bezeichnet, muß man diese Feststellung differenzieren, indem man seinen hartnäckigen Empirismus betont. Er zog es vor, alleine zu leben, aber er sorgte dafür, daß er in einer ausgeprägten Leistungsgesellschaft Erfolg hatte. Er hatte grandiose Visionen, großartig, wenn er sie malte, und bloßer Bombast, wenn er sie niederschrieb, doch die Haltung, die er als Künstler bewußt und außerordentlich ernsthaft einnahm, war pragmatisch und beinahe handwerklich: Was ihn bei einem Sujet oder einer bestimmten Maltechnik anzog, war, was er ihre *Praktikabilität* nannte – ihre Fähigkeit, ein Gemälde hervorzubringen.

Turners Genius war der eines neuen Menschenschlags, der durch das Großbritannien des neunzehnten Jahrhunderts hervorgebracht wurde, vorwiegend allerdings auf dem Gebiet der Wissenschaften, des Ingenieur- oder Geschäftswesens. (Etwas später wurde derselbe Menschentyp in den Vereinigten Staaten als Held gefeiert.) Er war außerordentlich erfolgreich, aber der Erfolg befriedigte ihn nicht. (Turner hinterließ ein Vermögen von 140 000 Pfund.) Er fühlte sich selbst allein in der Geschichte. Er hatte umfassende Visionen, die Worte nur ungenügend auszudrücken vermochten und die nur unter dem Vorwand einer *praktischen* Produktion mitgeteilt werden konnten. Er sah den Menschen, im Vergleich zu den ungeheuren Kräften, die dieser nicht beherrschte, aber dennoch hervorgebracht hatte, als unbedeutendes Wesen. Er lebte am Rande der Verzweiflung und wurde dennoch durch eine außerordentliche produktive Energie aufrecht gehalten. (In seinem Studio fanden sich nach seinem Tod 19 000 Zeichnungen und Aquarelle sowie einige hundert Ölgemälde.)

Nach Ruskin war Turners zentrales Thema der Tod. Ich glaube eher, es war Einsamkeit, Gewalttätigkeit und die

Unmöglichkeit der Sühne. Die meisten seiner Bilder wirken wie die Darstellung der Nachwirkungen eines Verbrechens. Und was sie so verstörend macht und in der Tat schön erscheinen läßt, ist nicht die Schuld, sondern die unendliche Gleichgültigkeit, die in ihnen festgehalten ist.

In einigen bemerkenswerten Situationen konnte Turner seine Visionen durch wirkliche Ereignisse ausdrücken, deren Zeuge er gewesen war. Im Oktober 1834 fing das Parlamentsgebäude in London Feuer. Turner eilte zum Schauplatz, machte wie wild Skizzen und stellte im nächsten Jahr das fertige Gemälde in der Royal Academy aus. Einige Jahre später – er war sechsundsechzig Jahre alt – befand er sich während eines Schneesturms auf einem Dampfer und malte nachher die Erfahrung. Wann immer ein Bild auf einem wirklichen Ereignis beruhte, betonte er, im Titel oder in Katalognotizen, daß das Werk Ergebnis einer direkten Erfahrung war. Es scheint, als wollte er beweisen, daß das Leben – wie unerbittlich auch immer – seine Vision bestätigte. Der volle Titel des *Schneesturm* lautet: *Schneesturm. Dampfer vor der Hafenmündung im flachen Wasser Signal gebend und den Kurs mit dem Lot bestimmend. Der Maler war in diesem Sturm in der Nacht, als die Ariel von Harwich ablegte.*

Als ein Freund Turner mitteilte, seiner Mutter habe das Bild gefallen, bemerkte Turner: »Ich habe es nicht gemalt, damit es verstanden wird, ich wollte vielmehr zeigen, was es mit einem solchen Schauspiel auf sich hat: ich brachte die Matrosen dazu, mich am Mast festzubinden, damit ich die Szene beobachten konnte; ich war vier Stunden lang angebunden, und rechnete damit, nicht zu überleben, aber ich fühlte mich verpflichtet, den Anblick festzuhalten, für den Fall, daß ich davonkommen würde. Aber niemand hat das Recht, am Bild Gefallen zu finden.«

»Aber meine Mutter hat so etwas selber durchgemacht, und das Bild hat ihr alles wieder vor Augen geführt.«

»Ist Deine Mutter ein Maler?«

»Nein.«

»Dann hätte sie an etwas anderes denken sollen.«

Bleibt die Frage, was diese Werke, gefällig oder nicht, so neu und so andersartig machte. Turner transzendierte das Prinzip der traditionellen Landschaftsmalerei: das Prinzip, daß eine Landschaft etwas ist, was sich vor einem entfaltet.

Im *Brand der Parlamentsgebäude* fängt die Szene an, sich über ihre formellen Begrenzungen hinaus auszudehnen. Sie beginnt, sich um den Betrachter herumzuarbeiten, bis sie ihn schließlich umfängt und umzingelt. Im *Schneesturm* hat sich die Tendenz verfestigt. Wenn man seinen Augen wirklich gestattet, sich in den Formen und Farben auf der Leinwand zu verlieren, fängt man an zu verstehen, daß man sich – während man hinsieht – im Zentrum eines Maalstroms befindet: Nähe und Ferne existieren nicht mehr. So führt zum Beispiel der Sog nicht, wie man erwarten würde, in das Bild *hinein*, sondern nach außen an seinen rechten Rand. Das Bild schließt den von außen kommenden Betrachter aus.

Turners körperlicher Mut muß beträchtlich gewesen sein. Der Mut, mit dem er sich als Künstler vor der eigenen Erfahrung verantwortete, war vielleicht sogar noch größer. Seine Aufrichtigkeit dieser Erfahrung gegenüber war so groß, daß er die Tradition zerstörte, der anzugehören er so stolz war. Er hörte auf, Totalitäten zu malen. Der *Schneesturm* ist die Summe all dessen, was von einem Mann gesehen und erfaßt werden kann, der an den Mastbaum dieses Schiffs gebunden ist. Darüber hinaus gibt es *nichts*. Das macht die Idee, daß das Bild irgend jemandem gefallen soll, absurd.

Vielleicht hat Turner nicht genau in diesen Begriffen gedacht. Aber er folgte intuitiv der Logik der Situation. Er war allein, umgeben von unerbittlichen und gleichgültigen Gewalten. Das, was er sah, konnte nicht mehr von außen gesehen werden. Der Glaube an diese Möglichkeit war – selbst wenn dies einen Trost bedeutet hätte – verlorengegangen. Teile konnten nicht mehr als Ganzes behandelt werden. Es gab nur alles – oder nichts.

In praktischerer Hinsicht war er sich der Bedeutung der Totalität in seinem Lebenswerk auf jeden Fall bewußt. Es fiel ihm immer schwerer, seine Bilder zu verkaufen. Er wollte so viel wie möglich zusammenhalten, und er wurde besessen von der Idee, sie der Nation zu vermachen, so daß sie als Ganzes ausgestellt werden konnten. »Haltet sie beieinander«, sagte er. »Was sollen sie, wenn sie nicht beieinander sind?« Warum? Weil sie nur dann – wenn überhaupt – hartnäckig von seiner Erfahrung zeugen konnten, die, wie er glaubte, beispiellos war und auch in Zukunft kaum verstanden werden würde.

1972

Rouault und die Vorstädte von Paris

Ich war so glücklich beim Malen, ein malender Narr, alles um mich herum vergessend in einem Zustand finsterster Melancholie.« Das ist eine der vielen Bemerkungen, die Georges Rouault über sich selbst gemacht hat. Wie seine Kunst scheint sie zunächst einfach, ist aber in der Tat widersprüchlich (wie kann man *glücklich* sein, wenn man sich in *finsterster Melancholie* verliert?) und echt verzweifelt.

Er war ein kleiner Mann von einem Meter achtundsechzig. Darstellungen seines Gesichts kommen in einigen seiner Clownsbilder vor. Doch in Wirklichkeit war Rouaults Gesicht empfindsamer und sowohl offener wie bösartiger als das seiner gemalten Clowns. Es war ein nächtliches, einsames Gesicht. Sein Bild hätte einen dazu verleiten können, ihn für einen von Motten besessenen Insektenforscher auf Abwegen zu halten.

Er wurde im Mai 1871 in Paris geboren, als Regierungstruppen die Stadt mit Artillerie belegten – kurz bevor sie in die Stadt eindrangen und ihre Massaker begingen. Sein Vater war Möbeltischler. Die Vorstädte von Paris, in denen er aufwuchs, sollten ihm Schauplatz und Atmosphäre für viele seiner Bilder bieten. Die Vorstädte von Paris haben unterschiedliche Eigenheiten, und es gibt verschiedene Arten, sie zu sehen. Rouaults Vorstädte haben wenig mit denen der Impressionisten oder Utrillos gemeinsam. Ihm gehören die Vorstädte mit den langen Ausfallstraßen, den trüben Straßenlampen in der Dämmerung, mit den einsamen Fußgängern, mit den Bewohnern, die es in der Stadt nicht geschafft haben, aber gezwungen sind, an ihren Rändern zu leben. In den Vorstädten der Bilder von Rouault gibt es keine besonderen Wahrzeichen. Sie stellen eine geistige Atmosphäre dar – vielleicht die geistige Atmosphäre seiner eigenen Jugend. Er selber nannte so ein Bild *Die Vorstadt des langen Leidens*.

Mit vierzehn Jahren machte er eine Lehre bei einem Buntglasmacher und besuchte abends eine Kunstschule. Die Kritiker haben oft auf den Einfluß der Buntglastechnik auf seine Kunst hingewiesen, vor allem auf seine leuchtenden Farben und die kräftigen schwarzen Umrißlinien, die den Bleifassungen in Buntglasfenstern gleichen. Die Ähnlichkeit ist tatsächlich groß, aber sie erklärt meiner Meinung nach nicht viel. Die Bedeutung der Kunst Rouaults liegt im psychologischen, nicht im stilistischen Bereich.

Als er neunzehn Jahre alt war, wurde er Schüler von Gustave Moreau und fing an, in der romantischen Manier des neunzehnten Jahrhunderts, die man als Nachfolge Rembrandts ansah, dunkle, geheimnisvolle Landschaften und religiöse Sujets zu malen. Diese Bilder wirken wie Imaginationen in den Falten schwerer Vorhänge. Schüler und Meister fanden ein sehr inniges Verhältnis zueinander. »Mein armer Rouault«, sagte Moreau zu ihm, »ich kann deine Zukunft lesen. Mit deiner absoluten Zielstrebigkeit, deiner Leidenschaft für die Arbeit, deiner Liebe für ungewöhnliche Bildstrukturen – mit all deinen wesentlichen Qualitäten wirst du mehr und mehr auf dich allein gestellt sein.« 1898 starb Moreau. Der Schock und die damit verbundene Einsamkeit stürzten Rouault, der vollkommen außer sich war, in die große kreative Epoche seines Lebens.

»Meine Gefühle bei Moreaus Tod waren herzzerreißend. Anfangs war ich völlig überwältigt. Aber es dauerte nicht lang, und ich reagierte; meine ganze innere Einstellung veränderte sich tiefgreifend. Ich hatte gerade eine Auszeichnung im Salon gewonnen und hätte mir eine sehr bequeme Position in offiziellen Kreisen aufbauen können; (außerdem hatte ich ständigen Kontakt zu Moreaus Verehrern.

Aber man muß leiden und sich allein zurechtfinden, pflegte mein Meister zu sagen, und es ist mir nicht als Verdienst anzurechnen, daß ich das tat; mir blieb einfach nichts anderes übrig.) Ohne die feste Absicht zu haben, alles zu vergessen, was ich in den Museen geliebt hatte, fand ich nach und nach zu einer objektiveren Sehweise.

Damals machte ich eine äußerst heftige moralische Krise durch. Ich erlebte Dinge, die man nicht in Worte fassen kann. Und ich begann, Bilder zu malen, deren anstößiger Lyrizismus jedermann verstörte.

Ich frage mich, wie ich viele Jahre gelebt habe. Alle ließen mich fallen, trotz der elegantesten, aber vergeblichen Proteste. Es gab sogar Leute, die mir Schmähbriefe schickten. Da mußte ich an die Worte meines Meisters denken: ›Gott sei Dank bist du nicht erfolgreich, zumindest erst so spät wie möglich. So kannst du dich vollkommener ausdrücken und völlig ohne Einschränkungen.‹ Aber wenn ich manche meiner Bilder betrachtete, fragte ich mich, ob wirklich ich sie gemalt hatte. Kann das stimmen? Was ich getan habe, ist beängstigend.«

Was hatte er getan? Durch den Tod war für ihn das Leben gleichzeitig hassenswert und wirklich geworden. Er ging hinaus in die Straßen, in die verkommenen Grundstücke, die Gerichte, die Kabaretts, die öffentlichen Institutionen der Stadt, und malte die, die er dort sah. Er malte Straßenhändler, Richter, Prostituierte, Mieteintreiber, Bonvivants, Lehrer, Zirkusdarsteller, Ehefrauen, Metzger, Rechtsanwälte, Kriminelle, Hilfsprediger, Kaufleute. Einige haßte er richtig persönlich. Die Opfer flößten ihm den Haß auf diejenigen ein, die ihnen Unrecht getan hatten. Er malte auf Papierfetzen und verwendete eine exzentrische Mischung von Materialien: Wasserfarbe, Gouache, Pastellkreide, Ölfarbe, Tinte. Anfangs kann das auf seine Armut zurückzuführen sein, er mußte nehmen, was immer zur Hand war; aber seine unbeherrschte Verwendung von Materialien entsprach auch der heftigen Natur seiner Sehweise.

Er war hinabgefahren in das, was er für die Hölle hielt. Die Hölle waren für ihn die Menschen, die er traf und die Art, wie sie sich gegenseitig ausnutzten; die Hölle waren für ihn aber auch seine eigene Unerbittlichkeit und das Wissen um die Kraft seines eigenen Hasses. Er selbst war von den Abscheulichkeiten und Sünden durchdrungen, zwischen denen er sich befand. Aber anders als Baudelaire, den er bewunderte, konnte er sich nie in die Lage eines anderen versetzen. Rouault bleibt für immer derjenige, der aufzeichnet und verdammt.

Das wird beispielsweise in dem Bild der vor einem Spiegel sitzenden Prostituierten deutlich. Rouault schrieb über die »dicken, gallertartigen Fleischmassen« der Prostituierten, die ihm Modell saßen, »bebendes Fleisch, auf das kein echter Kuß mehr gedrückt werden wird«. Heute heißt es, daß diese Bilder die Vergänglichkeit des Fleisches zeigen, die bittere Wahrheit des Alterns, die Trostlosigkeit der Promiskuität. Aber wenn man das Bild genauer ansieht, scheint es auf etwas ganz anderes hinzuweisen. Abgewertet wird die Frau durch die schwarzen Striche, mit denen Rouault sie umrissen

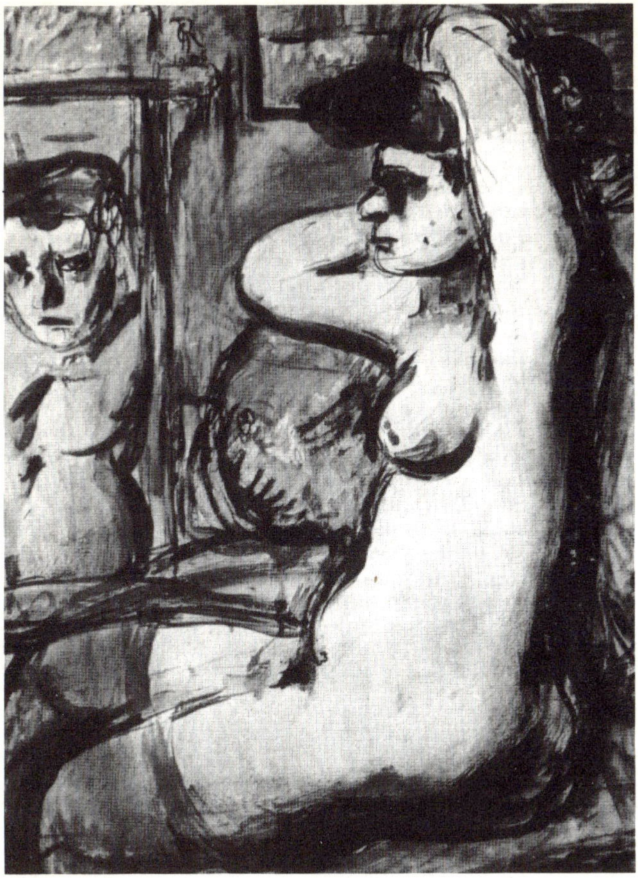

Postituierte, vor einem Spiegel sitzend

und interpretiert hat. Der Pinselhieb zwischen ihren Brüsten. Die ausgebrannten Löcher der Augen. Man braucht nur in Gedanken diese schwarzen Spuren zu entfernen und hat eine nicht unattraktive Frau vor sich, deren Nacktheit mehrdeutig ist. Man sieht sie immer noch mit Rouaults Augen: doch was man sieht, entspricht nicht mehr der angewiderten verbalen Beschreibung, denn man hat die Stigmata seiner Misanthropie entfernt und sieht die Frau jetzt so, wie er sie sehen würde, wenn er nicht bereits entschieden hätte, daß »kein echter Kuß« mehr auf sie gedrückt werden wird:

so war er gezwungen, ihrer Nacktheit das Urteil aufzustempeln, das er zuvor selbst über die Welt gefällt hatte.

Ein Werk wie dieses ist das Ergebnis einer Sehweise, die die Welt *a priori* verdammt. Das Urteil ergibt sich nicht aus dem, was sie uns vor Augen führt; im Gegenteil, was sie vor Augen führt, wurde eigens ausgesucht, um das Urteil zu bestätigen. Doch arbeitete Rouault als Künstler in gutem Glauben; denn wenn man diese Bilder mit offenen Augen ansieht, geben sie die Wahrheit ihrer Motivation preis. Kein anderer Künstler hat je ein solch umfangreiches Werk mit ausschließlich misanthropischen Zügen geschaffen, wie Rouault in der Zeit zwischen 1905 und 1912. Die Bilder nehmen die Tragödie ihrer eigenen Vision in sich auf. In der Gegenüberstellung mit dem Kopf des gegeißelten Christus sieht man die Striche und Hiebe und die schwarzen Spuren seiner Farbe ihre eigene Grausamkeit gestehen.

1912 wurde Rouault zum zweitenmal von einem Todesfall zutiefst getroffen, diesmal von dem seines Vaters.

»Wir sind alle Flüchtlinge in diesem Leben. Wir flüchten vor der Krankheit, vor der Langeweile, vor der erbärmlichen Armut, vor der Freudlosigkeit, vor dem Skandalgeflüster, aber vor allem vor dem Tod. Wir verstecken uns unter der Bettdecke, ziehen sie mit zitternder Hand bis ans Kinn hoch, und selbst im Moment des Untergangs sprechen wir noch – sprechen davon, uns zurückzuziehen und auf den Borromäischen Inseln in Italien zu entspannen.«

Nach und nach veränderte sich seine Malerei. Einige seiner Sujets blieben dieselben – Clowns, Zwerge, Richter. Seine neuen Bilder waren nicht weniger schwermütig. Aber sie waren voller Farbigkeit und nahmen mehr und mehr auf eine andere, hieratische, introspektive, heilige Welt Bezug, in der für Haß kein Raum war, sondern nur für Bußfertigkeit. Die schwarzen Striche und Farbflecke verändern ihre Funktion. Statt zu verdammen, registrieren sie ruhiges, hingenommenes Leiden.

Es ist, als ob Rouault sein neues Werk im Inneren einer Kirche malen würde. Doch sein Werk hat nichts mit konventioneller religiöser Kunst oder mit katholischer Propaganda zu tun. Ich argumentiere hier nur in den Begriffen von Rouaults eigener psychischer Entwicklung. Von etwa 1914 an sind die meisten seiner Werke als Altarbilder angelegt. Sie beziehen sich zwar ständig auf die Zeit von 1905 bis 1912, aber eher im Sinne einer Buße. Hält er sich ganz allein in dieser Kirche auf, weil er jetzt für seine früheren Werke büßen will?

Kein Leben ist so simpel wie die Antwort auf eine so direkte Frage. Aber Rouaults weitere Geschichte weist tatsächlich auf eine gequälte, schuldbewußte Haltung zu seiner eigenen künstlerischen Vergangenheit hin.

1917 kaufte der Kunsthändler Vollard alle Werke Rouaults auf: beinahe 800 Gemälde, die zum großen Teil aus der Zeit von 1905 bis 1912 stammten. Rouault behauptete, die meisten dieser Bilder seien unfertig, und er ließ sich von Vollard bestätigen, daß dieser kein Werk kaufen würde, bis es der Maler als fertiggestellt betrachten würde. In den nächsten dreißig Jahren seines Wirkens hielt sich Rouault für einen Gefangenen dieses Vertrags, dazu verpflichtet, Unmögliches zu schaffen und die bereits fertigen Bilder zu seiner eigenen Zufriedenheit zu vollenden. »Atlas, der die Welt auf seinen Schultern trägt«, schrieb er, »ist mit mir verglichen ein Kind..., es bringt mich um..., mein gesamtes Schaffen, Vergangenheit, Gegenwart und Zukunft stehen mit Ambroise Vollard auf dem Spiel. Darum verzehre ich mich in schlaflosen Nächten, darum bete ich im stillen, darum werde ich vielleicht unterliegen.«

Vollard kam 1939 bei einem Unfall ums Leben. Die Nachricht von seinem Tode hat Rouault keineswegs erlöst. Einmal mehr war er heimgesucht worden. Doch nach dem Krieg strengte er ein Gerichtsverfahren gegen Vollards Erben an und verlangte die Rückgabe seiner unfertigen Werke. Er gewann den Streit. Seine alten Gemälde wurden ihm übergeben. Am 5. November 1948 verbrannte er öffentlich 315 davon, weil er glaubte, sie nie vollenden, sie nie so umgestalten zu können, daß er sie vor seinem eigenen Gewissen und vor der Welt hätte verantworten können. *1972*

Frans Hals und der Bankrott

Die Geschichte von Frans Hals sehe ich mit meinem geistigen Auge vor mir wie auf einer Theaterbühne.

Erster Akt. Der Vorhang geht über einem Bankett hoch, das schon mehrere Stunden dauert. (In Wirklichkeit zogen sich diese Bankette oft über Tage hin.) Es ist ein Bankett für Offiziere der einen oder anderen Bürgergarde von Haarlem – sagen wir der St. Georgs Schützengilde von 1627. Ich habe mich für sie entschieden, weil Hals dieses Ereignis in einem seiner großartigsten Gildenportraits festgehalten hat.

Die Offiziere benehmen sich fröhlich, laut und ausgelassen. Ihr soldatischer Anstrich geht eher aus der Abwesenheit von Frauen und aus ihren Uniformen hervor als aus ihren Gesichtern oder Gesten, die für Soldaten im Dienst zu umgänglich sind. Und wenn man die Sache näher bedenkt, wirken die Uniformen seltsam ungetragen. Sie trinken sich gegenseitig ewige Freundschaft und Vertrauen zu. Auf gute gemeinsame Geschäfte!

Einer der lebhaftesten ist Hauptmann Michiel de Wael – in Rampennähe, mit einem gelben Wams. Er sieht drein wie einer, der sicher ist, daß er so jung ist wie die Nacht, und sicher, daß auch alle seine Kameraden es sehen können. Es ist ein Ausdruck, den man in bestimmten Momenten an den meisten Tischen eines beliebigen Nachtklubs entdecken kann. Aber vor Hals ist er nie festgehalten worden. Wir betrachten Hauptmann de Wael, wie die Nüchternen stets einen Mann betrachten, der einen Schwips bekommt – leidenschaftslos und der eigenen Außenseiterrolle sehr bewußt. Es geht uns ähnlich, wenn wir jemanden zu einer Reise aufbrechen sehen, für die uns selber die Mittel fehlen. Zwölf Jahre später hat Hals denselben Mann im selben gelben Wams bei einem anderen Bankett gemalt. Sein Blick und sein Gesichtsausdruck sind starrer geworden, die Augen feuchter. Wenn er kann, vertrinkt er seine Nachmittage in Klubbars. Wenn er spricht und Geschichten erzählt, schwingt in seiner kehligen Stimme eine Art Nachdrücklichkeit mit, die gleich zu verstehen gibt, daß er einmal, als er jung war, gelebt hat, wie wir es nie getan haben.

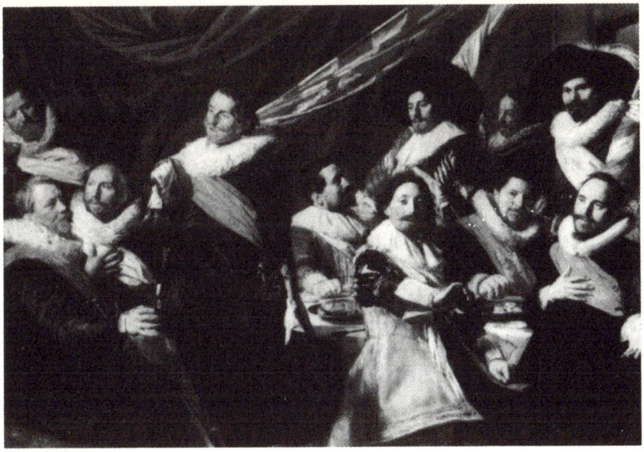

Festmahl der Offiziere
der St. Georg-Schützengilde in Haarlem

Hals ist beim Bankett dabei – wenn er auch nicht im Gemälde erscheint. Er ist beinahe fünfzig und ein schwerer Trinker. Er ist auf dem Höhepunkt seines Erfolgs. Es heißt, daß er eigensinnig und abwechselnd lethargisch und gewalttätig ist. (Zwanzig Jahre zuvor gab es einen Skandal, man sagte ihm nach, er habe seine Frau im Suff zu Tode geprügelt. Später hat er noch einmal geheiratet und hat acht Kinder.) Er ist ein Mann von beträchtlicher Intelligenz. Wir haben kein Zeugnis seiner Konversation, aber ich bin sicher, daß sie schnell, pointiert und kritisch war. Er muß wohl auch deswegen eine so große Anziehungskraft ausgeübt haben, weil er sich so aufführte, als ob er sich wirklich der Freiheit erfreute, an die seine Kameraden im Prinzip glaubten. Noch größer war die Anziehungskraft, die von seinen unvergleichlichen malerischen Fähigkeiten ausging. Nur er konnte seine Kameraden so malen, wie sie es haben wollten. Nur ihm gelang es, ihre widersprüchlichen Wünsche unter einen Hut zu bringen: jeder sollte als besonderes Einzelwesen dargestellt werden und gleichzeitig als zufälliges natürliches Mitglied der Gruppe.

Wer sind diese Männer? Sie sind, wie wir vermutet haben, keine Soldaten. Obwohl die Bürgergarden ursprünglich Kampftruppen waren, sind sie schon längst zu rein zeremoniellen Klubs geworden. Diese Männer gehören den reichsten und mächtigsten Handelsfamilien in Haarlem an, einem Zentrum der Textilmanufaktur.

Haarlem liegt nur achtzehn Kilometer von Amsterdam entfernt, und Amsterdam ist zwanzig Jahre zuvor plötzlich auf spektakuläre Weise zur Finanzhauptstadt der gesamten Welt geworden. Hier werden Spekulationen mit Getreide, Edelmetallen, Devisen, Sklaven, Gewürzen und Handelsgütern jeder Art in einem Maßstab und mit einem Erfolg getätigt, der dem übrigen Europa nicht nur den Atem raubt, sondern es auch in Abhängigkeit vom holländischen Kapital bringt.

Neue Energie wurde freigesetzt und eine Art Metaphysik des Geldes geboren. Das Geld erzeugt seine eigene Tugendhaftigkeit – und legt, zu seinen Bedingungen, auch eine eigene Toleranz an den Tag. (Holland ist der einzige Staat in Europa, wo niemand wegen seiner Religion verfolgt wird.) Alle herkömmlichen Werte werden entweder außer Kurs gesetzt oder eingeschränkt und so ihres Absolutismus beraubt. Die Holländischen Generalstaaten haben offiziell erklärt, daß die Kirche in Sachen Wucher im Bankgewerbe unzuständig ist. Holländische Waffenhändler verkaufen bedenkenlos Waffen , und zwar nicht nur an jede Partei in Europa, sondern auch, mitten in den unerbittlichsten Kriegen, an ihre eigenen Feinde.

Die Offiziere der St. Georgs Schützengilde von der Haarlemer Bürgergarde gehören zur ersten Generation, die vom modernen Geist des freien Unternehmertums erfüllt ist. Wenig später malte Hals ein Portrait, das, wie ich glaube, diese Geisteshaltung eindrücklicher wiedergibt als irgend sonst ein Bild oder eine Photographie, die ich je zu sehen bekam. Es zeigt Willem van Heythuyzen.

Was dieses Portrait von allen früheren Portraits wohlhabender oder mächtiger Männer unterscheidet, ist seine Labilität. Nichts ruht sicher an seinem Ort. Man hat das Gefühl, einen Mann in einer Schiffskabine zu beobachten, während eine Bö aufkommt. Der Tisch wird über den Boden schlittern. Das Buch vom Tisch fallen. Der Vorhang sich aus der Raffung lösen.

Wie um diese Unsicherheit noch zu betonen und daraus gewissermaßen eine Tugend zu machen, kippt der Mann seinen Stuhl so weit wie irgendmöglich zurück und biegt die

Gerte in seinen Händen so straff durch, daß sie beinahe entzweibricht. Und mit seinem Gesichtsausdruck ist es genau dasselbe. Er blickt nur kurz zu uns hin, und um seine Augen zeichnet sich die Müdigkeit ab, die zustande kommt, wenn man ständig, in jedem Moment, neu kalkulieren muß.

Dabei läßt das Portrait in keiner Weise auf Verfalls- oder Auflösungserscheinungen schließen. Eine Bö kann aufkommen, aber das Schiff segelt schnell und zuverlässig. Heute würde van Heythuyzen von seinen Geschäftsfreunden zweifellos als »dynamisch« bezeichnet, und es gibt Millionen, die das Auftreten solcher Männer – wenn auch nicht unbedingt bewußt – zum Vorbild nehmen.

Man versetze van Heythuyzen, ohne seine Stellung zu ändern, in einen Bürostuhl, rücke ein Pult vor ihn hin, tausche die Gerte in seinen Händen gegen einen Maßstab oder einen Aluminium-Zeigestock aus, und er wird der typische moderne Direktor, der einige Minuten seiner Zeit opfert, um unserem Anliegen zuzuhören.

Aber zurück zum Bankett. Alle Männer sind jetzt etwas betrunken. Die Hände, die vorher ein Messer balanciert, ein Glas zwischen zwei Fingern gehalten oder eine Zitrone über den Austern ausgedrückt haben, sind jetzt etwas ungeschickter geworden, die Gesten übertriebener – und mehr für uns, das imaginäre Publikum bestimmt. Nur Alkohol kann einen in dieser Weise glauben machen, daß das »Ich«, das man gerade vorzeigt, das wahre, bis jetzt verborgene »Ich« ist.

Sie unterbrechen sich gegenseitig und sprechen durcheinander. Je weniger sie gedanklich kommunizieren, desto mehr legen sie einander die Arme um die Schultern. Von Zeit zu Zeit singen sie, zufrieden, daß sie schließlich einen gemeinsamen Nenner gefunden haben, denn jeder, halb in eigenen Phantastereien oder Selbstdarstellung verloren, will sich und den anderen nur eines beweisen – daß er der treueste Freund von allen ist.

Hals hält sich eher abseits von der Gruppe. Und er scheint sie so zu beobachten wie wir.

Wenn sich der Vorhang zum zweiten Akt hebt, sehen wir das gleiche Bühnenbild mit dem gleichen Bankettisch, nur sitzt jetzt Hals alleine am Kopfende. Er ist gute sechzig oder knappe siebzig Jahre alt, aber immer noch durchaus seiner Sinne mächtig. In den dazwischenliegenden Jahren hat sich die Atmosphäre um einiges verändert. Die Szene wirkt merkwürdigerweise wie mitten aus dem neunzehnten Jahrhundert. Hals ist in einen schwarzen Mantel gehüllt und trägt einen schwarzen Hut, der irgendwie einem Zylinder des neunzehnten Jahrhunderts gleicht. Vor ihm steht eine schwarze Flasche. Nur sein loser weißer Kragen und die weiße Seite des Buchs, das vor ihm auf dem Tisch liegt, bringen etwas Abwechslung in die Schwärze.

Doch diese Schwärze hat nichts Begräbnishaftes an sich. Sie wirkt eher elegant und herausfordernd. Wir denken an Baudelaire. Wir fangen an zu verstehen, warum Courbet und Manet Hals so bewundert haben.

1645 war es zu einer einschneidenden Änderung gekommen. Schon einige Jahre zuvor hatte Hals immer weniger Aufträge bekommen. Die Spontaneität seiner Portraits, die seinen Zeitgenossen so gefallen hatte, war bei der nächsten Generation nicht mehr in Mode; sie wollte sich in ihren Portraits vor allem moralisch bestätigt sehen und verlangte den Prototyp des offiziellen, heuchlerischen Bourgeois-Portraits, das bis heute unverändert geblieben ist.

1645 malte Hals das Portrait eines schwarz gekleideten Mannes, der sich über eine Stuhllehne zurückwendet. Vielleicht war er mit dem Dargestellten befreundet. Einmal mehr hat Hals einen bestimmten Gesichtsausdruck zum erstenmal festgehalten. Es ist der Ausdruck eines Mannes, der nicht an das Leben glaubt, an dem er teilnimmt, und der doch keine Alternative sieht. Er hat, ganz unpersönlich, die Möglichkeit erwogen, daß das Leben absurd sein könnte. Er ist in keiner Weise verzweifelt. Er ist interessiert. Aber seine Intelligenz isoliert ihn von den gegenwärtigen Zielen der Menschen und von dem, was, wie man glaubt, das Ziel Gottes ist. Einige Jahre später sollte Hals ein Selbstportrait malen. Es zeigte einen anderen Typus, aber denselben Gesichtsausdruck.

Wahrscheinlich wird er über seine Situation nachdenken, während er am Tisch sitzt. Jetzt, wo er so wenige Aufträge erhält, hat er große finanzielle Schwierigkeiten. Aber seine Finanzkrise scheint ihm weit weniger schwerwiegend als seine Zweifel an der Bedeutung seines Werks.

Wenn er dennoch malt, dann mit noch größerer Meisterschaft als je zuvor. Aber seine Meisterschaft selbst ist zum Problem geworden. Niemand vor ihm hat Portraits gemalt, die so viel Würde und so viel Sympathie ausstrahlen; nie hat ein Portrait je auf eine größere malerische Leistung schließen lassen. Doch niemand vor ihm hat sich in solchem Maße gerade der »Augenblickspersönlichkeit« des Dargestellten bemächtigt wie Hals. Durch ihn ist der Begriff der »sprechenden Ähnlichkeit« ins Leben gerufen worden. Alles wird eingesetzt, um den Forderungen der unmittelbaren Präsenz des Dargestellten gerecht zu werden.

Oder beinahe alles, denn der Maler muß verhindern, daß er zum bloßen Medium für die Präsentierung des Dargestellten herabsinkt. Die Pinselstriche in Hals' Portraits nehmen mehr und mehr ein Eigenleben an. Ihre Energie erschöpft sich keineswegs in ihrer beschreibenden Funktion. Wir werden nicht nur nachdrücklich auf das Sujet des Gemäldes aufmerksam gemacht, sondern auch darauf, *wie* es gemalt wurde. Mit der »sprechenden Ähnlichkeit« des Dargestellten wurde auch der Begriff der virtuosen Darbietung des Malers ins Leben gerufen, wobei die letztere den Schutz des Künstlers gegen die erstere darstellt.

Doch ist es ein Schutz, der wenig Trost bietet, denn die virtuose Darbietung befriedigt den Virtuosen nur, solange die Darbietung andauert. Solange er malt, scheint die Wiedergabe eines Gesichts oder einer Hand für Hals ein gigantisches Glücksspiel zu sein, bei dem all die scharfen, schnellen Pinselstriche den Einsatz bedeuten. Aber wenn das Gemälde einmal fertiggestellt ist – was bleibt? Das Zeugnis einer flüchtigen Persönlichkeit und das Zeugnis einer Darbietung, die vorüber ist. Es gibt keinen wirklichen Einsatz. Es gibt nur Karrieren. Und mit denen hat er – aus der Not eine Tugend machend – nichts zu schaffen.

Während er da sitzt, kommen Leute – deren holländische Kleidung des siebzehnten Jahrhunderts uns jetzt schon überrascht – ans andere Ende des Tisches und halten sich dort eine Weile auf. Einige sind Freunde, andere Kunden. Sie wollen gemalt werden. Meist lehnt Hals ab. Seine lethargische Art kommt ihm zu Hilfe. Und vielleicht auch sein Alter. Aber seine Haltung hat auch etwas Herausforderndes. Er macht deutlich, daß er, was immer er früher gesagt und getan haben mag, ihre Illusionen nicht mehr teilt.

Gelegentlich nimmt er einen Auftrag für ein Portrait an. Dabei scheint er ganz willkürlich vorzugehen: manchmal nimmt er an, weil er mit dem Mann befreundet ist; manchmal, weil ihn das Gesicht interessiert. (Es muß hervorgehoben werden, daß dieser Zweite Akt einen Zeitraum von mehreren Jahren umfaßt.) Vielleicht können wir der Konversation entnehmen, daß ihn ein Gesicht meist deswegen interessiert, weil die Persönlichkeit des Modells in der einen oder anderen Weise mit dem Problem zusammenhängt, das Hals ständig beschäftigt: dem Problem, was sich zu seinen Lebzeiten so grundsätzlich verändert.

In diesem Sinne malt er Descartes, malt er den neuen untauglichen Theologieprofessor, malt er den Pfarrer Herman Langelius, der »mit Hilfe von Gottes Wort, wie mit einem eisernen Schwert, gegen den Atheismus focht«, malt er das Doppelportrait des Ratsherrn Geraerdts und seiner Frau.

Die Frau steht, wendet sich nach rechts und hält ihrem Mann mit ausgestreckter Hand eine Rose hin, auf ihrem Gesicht ein nachgiebiges Lächeln. Der Ehemann sitzt und hebt lässig eine Hand, um die Rose entgegenzunehmen. Sein Ausdruck ist gleichzeitig lüstern und taxierend. Er muß keinem etwas vormachen. Das hat er nicht nötig. Er könnte ebensogut seine Hand ausstrecken, um einen auf ihn ausgestellten Kreditbrief in Empfang zu nehmen.

Am Ende des Zweiten Aktes klagt ein Bäcker eine Schuld von 200 Florins ein. Hals' Besitz und seine Gemälde werden gepfändet, und er wird für bankrott erklärt.

Der Dritte Akt spielt im Armenhaus für alte Männer in Haarlem. Es ist das Armenhaus, dessen männliche und weibliche Vorsteher (»Regenten«) Hals 1664 malen sollte. Die zwei Gemälde, die daraufhin entstanden, zählen zu den bedeutendsten, die er je gemalt hat.

Nachdem er Bankrott gemacht hatte, mußte Hals um städtische Hilfe bitten. Lange dachte man, er sei tatsächlich ein Insasse des Armenhauses gewesen, das heute das Frans-Hals-Museum ist – aber das war offensichtlich nicht der Fall. Er hat jedoch erfahren, was äußerste Armut bedeutet und wie offizielle Nächstenliebe schmeckt.

In Bühnenmitte sitzen die alten Männer, die Insassen des Altersheims, am selben Bankettisch wie im Ersten Akt. Vor ihnen stehen Suppenschüsseln. Wieder sieht alles nach neunzehntem Jahrhundert aus – wie bei Dickens. Uns gegenüber, hinter den alten Männern am Tisch, zwischen zwei Leinwänden auf Staffeleien, steht Hals. Er ist jetzt in den Achtzigern. Während des ganzen Aktes schaut er angestrengt auf die beiden Leinwandflächen und malt, ohne auf irgendetwas zu achten. Er ist dünner geworden, wie es manchmal bei sehr alten Männern der Fall ist.

Zur Linken, auf einer erhöhten Plattform, sitzen die Regenten, die er auf der einen Leinwand malt; zur Rechten, auf einer ähnlichen Plattform, die Regentinnen, die er auf der anderen Leinwand malt.

Die Insassen blicken nach jedem langsamen Löffel Suppe starr auf uns oder eine der beiden Gruppen. Gelegentlich fangen zwei von ihnen miteinander Streit an.

Die Regenten diskutieren private und städtische Geschäftsangelegenheiten. Aber wann immer sie spüren, daß sie angeschaut werden, hören sie zu sprechen auf und nehmen die Haltung ein, in der Hals sie gemalt hat; jeder in seinen eigenen Phantastereien über die Moralität verloren, ihre Hände unruhig wie gebrochene Flügel. Nur der Betrunkene mit dem großen, schräg aufgesetzten Hut schwelgt weiter in Erinnerungen und bringt gelegentlich einen spaßig gemeinten Toast aus. Einmal versucht er, Hals in ein Gespräch zu verwickeln.

(Ich muß hier hervorheben, daß dies eine theatralische Vorstellung ist; tatsächlich saßen die Regenten und Regentinnen einzeln für das Gruppenportrait.)

Die Frauen diskutieren den Charakter der Insassen und versuchen, ihren Mangel an Unternehmungsgeist oder an moralischer Redlichkeit zu deuten. Wenn sie spüren, daß man sie anschaut, pocht die Frau rechts außen mit ihrer erbarmungslosen Hand auf ihren Schenkel, worauf die anderen wieder auf die alten, ihre Suppe löffelnden Männer starren.

Die Heuchelei dieser Frauen hat ihre Ursache nicht darin, daß sie geben, ohne etwas zu fühlen, sondern darin, daß sie nie zu ihrem Haß stehen, der sich für immer unter ihren schwarzen Kleidern eingenistet hat. Jede von ihnen ist heimlich von ihrem Haß besessen. Einen endlosen Winter lang hat sie ihm jeden Morgen Krumen hingestreut, bis er schließlich zahm genug war, um an die Scheibe ihres Schlafzimmerfensters zu klopfen und sie in der Morgendämmerung zu wecken.

Dunkelheit. Nur die beiden Bilder bleiben – zwei der schneidendsten Anklagen, die je gemalt worden sind. Sie werden Seite an Seite auf eine gigantische Leinwand projiziert, die über die gesamte Bühnenöffnung geht.

Dahinter hört man die Geräusche eines Festbanketts. Dann gibt eine Stimme bekannt: Er war vierundachtzig Jahre alt und seine Pinselführung hatte ihren Schwung verloren. Er konnte seine Hände nicht mehr beherrschen. Das Resultat ist krud, und, bedenkt man, was er einmal war, erschütternd.

1966

Giacometti

In der Woche nach seinem Tod veröffentlichte PARIS-MATCH eine bemerkenswerte Photographie von Giacometti, die neun Monate vorher aufgenommen worden war. Sie zeigt ihn alleine, im Regen, wie er in der Nähe seines Studios in Montparnasse die Straße überquert. Obwohl die Arme in den Ärmeln stecken, ist der Mantel hochgerissen, um den Kopf zu schützen. Seine Schultern – unsichtbar unter dem Regenmantel – sind hochgezogen.

Die unmittelbare Wirkung der Photographie beruhte bei ihrer Veröffentlichung darauf, daß sie das Bild eines Mannes zeigte, der seltsam unbekümmert um sein eigenes Wohlbefinden ist. Ein Mann mit zerknitterten Hosen und alten Schuhen, schlecht ausgerüstet für den Regen. Ein Mann, der durch Dinge in Anspruch genommen wird, für die Jahreszeiten unmaßgeblich sind.

Was aber diese Photographie bemerkenswert macht, ist, daß sie noch mehr über Giacomettis Charakter andeutet. Der Mantel sieht aus, als wäre er ausgeliehen. Er selber sieht aus, als hätte er unter dem Mantel nur seine Hose an. Er wirkt wie ein Überlebender. Aber nicht im tragischen Sinn. Er hat sich an seine Stellung gewöhnt. Ich bin versucht zu sagen »wie ein Mönch«, besonders, da der Mantel über seinem Kopf an eine Kapuze erinnert. Doch der Vergleich ist nicht genau genug. Er trug seine symbolische Armut weitaus natürlicher als die meisten Mönche.

Das Werk eines jeden Künstlers ändert sich mit seinem Tod. Und zuletzt erinnert sich keiner mehr daran, wie sein Werk war, als er noch lebte. Manchmal kann man nachlesen, was seine Zeitgenossen darüber zu sagen hatten. Der Unterschied in Emphase und Interpretation ist großenteils eine Frage der historischen Entwicklung. Doch der Tod eines Künstlers stellt auch eine Trennungslinie dar.

Jetzt kommt es mir so vor, als gäbe es keinen Künstler, dessen Werk durch seinen Tod stärker hätte verändert werden können, als Giacometti. In zwanzig Jahren wird niemand mehr diese Veränderung verstehen. Sein Werk wird in einen Normalzustand zurückverwandelt erscheinen – obwohl es tatsächlich etwas anderes geworden ist: es wird Zeugnis aus der Vergangenheit sein, und nicht mehr, wie in den letzten vierzig Jahren, mögliche Vorbereitung auf etwas Zukünftiges.

Giacomettis Werk scheint durch seinen Tod radikal verändert; das liegt daran, daß der Tod in ihm stets präsent ist. Es ist, als hätte der Tod sein Werk bestätigt: als könnte man jetzt seine Werke so arrangieren, daß sie wie in einer Linie zu seinem Tode führen, der dann weit mehr als die Unterbrechung oder Beendigung dieser Linie wäre; im Gegenteil, er wäre Ausgangspunkt, um entlang dieser Linie zurückzulesen und so sein Lebenswerk zu würdigen.

Man kann einwenden, daß doch niemand je geglaubt hat, Giacometti sei unsterblich. Mit seinem Tod konnte immer gerechnet werden. Und doch ist er genau das entscheidende Faktum. Während er noch lebte, waren seine Einsamkeit und seine Überzeugung, jedermann sei unerkennbar, nur eben ein Standpunkt, der eine Kritik der Gesellschaft enthielt, in der er lebte. Jetzt, durch seinen Tod, hat er seinen Standpunkt bewiesen. Oder – besser gesagt, denn er war nicht ein Mann, den Diskussionen interessierten – jetzt hat sein Tod seinen Standpunkt für ihn bewiesen.

Das klingt vielleicht extrem, aber trotz des relativen Traditionalismus seiner Methoden war Giacometti ein außerordentlich extremistischer Künstler. Die Neo-Dadaisten und andere sogenannte Bilderstürmer von heute sind, verglichen mit ihm, konventionelle Schaufensterdekorateure.

Die radikale Grundannahme, auf die Giacometti sein ganzes reifes Werk gründete, war, daß keine Wirklichkeit – und ihm lag an nichts anderem als an der Betrachtung der Wirklichkeit – je mit einem anderen geteilt werden kann. Darum glaubte er, daß es nicht möglich sei, ein Werk zu vollenden. Darum besteht der Inhalt jeden Werks nicht in der Natur einer Figur oder eines portraitierten Kopfes, sondern in der unvollständigen Geschichte *seines* Blicks darauf. Der Akt des Sehens war für ihn eine Art Gebet – eine Möglichkeit, sich einem Absolutum zu nähern, ohne es freilich je greifen zu können. Es war der Akt des Sehens, der ihm bewußt machte, daß er sich ständig in der Schwebe zwischen Sein und Wahrheit befand.

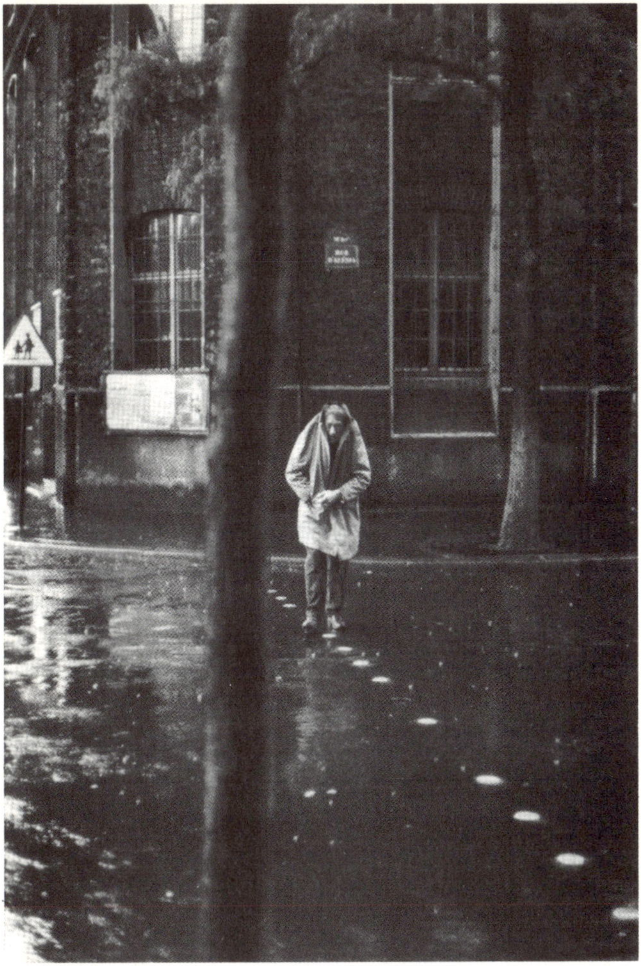

Alberto Giacometti von Henri Cartier-Bresson

In einer früheren Epoche zur Welt gekommen, wäre Giacometti ein religiöser Künstler geworden. Nun aber, in eine Epoche tiefer und allgemeiner Entfremdung hineingeboren, lehnte er die Flucht in die Religion, die eine Flucht in die Vergangenheit gewesen wäre, ab. Hartnäckig blieb er seiner eigenen Zeit treu, die ihm fast wie seine eigene Haut vorgekommen sein muß: das Gefäß, in das er hineingeboren wurde. In diesem Gefäß lebend, konnte er nicht wirklich vergessen, daß er immer ganz allein gewesen war und es auch bleiben würde.

Will man das Leben auf Dauer so sehen, ist ein ganz bestimmtes Temperament erforderlich. Es ist mir nicht möglich, dieses Temperament exakt zu definieren. In Giacomettis Gesicht war es sichtbar. Ein Durchhaltevermögen, erhellt durch List. Wäre der Mensch nur Tier und nicht ein soziales Wesen, dann hätten alle alten Männer diesen Gesichtsausdruck. Etwas Ähnliches kann man in Samuel Becketts Gesichtsausdruck erkennen. Die Antithese dazu wäre das, was man in Le Corbusiers Gesicht lesen konnte.

Aber es ist keineswegs nur eine Frage des Temperaments: es ist weit mehr eine Frage der sozialen Wirklichkeit, die einen umgibt. Nichts in Giacomettis Leben hat seine Isolation durchbrochen. Die, die er mochte oder liebte, lud er ein, sie auf Zeit mit ihm zu teilen. Seine grundlegende Situation – in dem Gefäß, in das er hineingeboren wurde – blieb unverändert. (Die Legende, zu der sein Leben geworden ist, erzählt, daß in den vierzig Jahren, in denen er sein Studio bewohnte, sich darin fast nichts verändert oder bewegt haben soll. Und während der letzten zwanzig Jahre arbeitete er ständig von neuem an denselben fünf oder sechs Themen.) Jedoch: auch wenn die Natur des Menschen als eigentlich soziales Wesen objektiv durch die Existenz von Sprache, Wissenschaft und Kultur beweisbar ist – subjektiv fühlbar ist sie nur durch die Erfahrung von Veränderung, die ein Ergebnis gemeinsamen Handelns ist.

Giacomettis Sicht wäre in allen vorangehenden historischen Perioden nicht möglich gewesen; so könnte man sagen, daß sie die soziale Fragmentierung und den manischen Individualismus des spätbürgerlichen Intellektuellen widerspiegelt. Giacometti war nicht einmal mehr der Künstler in der Klause. Er war der Künstler, der die Gesellschaft für irrelevant hält. Wenn sie seine Werke erbte, dann nur, weil es sich nicht anders ergab.

Aber wenn man all das einmal festgestellt hat, sind und bleiben seine Werke unvergeßlich. In den Konsequenzen, die er aus seiner Situation zog, war er so luzide und absolut ehrlich, daß er dennoch immer wieder eine Wahrheit retten und ausdrücken konnte. Eine unerbittliche Wahrheit an der äußersten Grenze des menschlichen Interesses; aber die Art und Weise, wie er sie ausdrückte, lassen die Verzweiflung an der Gesellschaft oder den Zynismus, die sie hervorgerufen hatte, weit hinter sich.

Giacomettis Behauptung, die eigene Wirklichkeit könne nicht geteilt werden, trifft auf den Tod zu. Er hat sich nicht in morbider Weise für den Vorgang des Todes interessiert: seine eigene Sterblichkeit war der einzige Fixpunkt, dem er vertrauen konnte, und nur unter diesem Blickwinkel hat er sich für den Prozeß des Lebens interessiert. Keiner von uns ist in der Lage, diesen Gesichtspunkt zu verwerfen – auch wenn wir selber andere einzunehmen versuchen.

Ich habe gesagt, daß sein Werk durch seinen Tod verändert wurde. Dieser Tod hat den Inhalt seines Werks emphatisiert, mehr noch: er hat ihn verdeutlicht. Doch kann diese Veränderung – zumindest wie sie sich mir in diesem Moment darstellt – noch exakter und genauer benannt werden.

Stellen Sie sich vor, einer der Portraitköpfe sieht Sie an, während Sie dastehen und ihn ansehen. Oder einer der Frauenakte, die selber dastehen, um begutachtet zu werden, die Hände an den Seiten. Die Figur steckt – wie wir alle – in der Hülle des Gefäßes, in das man geboren wird; eine direkte Berührung ist nicht möglich, allenfalls durch zwei Gefäßwände hindurch. Die Frage der Nacktheit stellt sich nicht; was immer man darüber sagt, wird so trivial wie das, was bourgeoise Frauen sagen, wenn sie über das passende Kostüm für eine Hochzeit entscheiden: Nacktheit als Detail einer Gelegenheit, die vorübergeht.

Oder eine der Skulpturen. Dünn, nicht reduzierbar, still, doch nicht starr; man kann sie nicht übergehen, andererseits aber nur kritisch begutachten, nur anstarren. Wenn man sie anstarrt, starrt die Figur zurück. Das gilt auch für das banalste Portrait. Der Unterschied besteht darin, wie man sich des eigenen und ihres Schauens bewußt wird: des engen Korridors der Blicke dazwischen – vielleicht wie die Spur eines Gebets (gesetzt den Fall, sie wäre sichtbar zu machen). Jenseits der Ränder des Korridors zählt nichts. Es gibt nur eine Möglichkeit, die Figur zu erreichen – still zu stehen und zu schauen. Darum ist sie so dünn. Alle anderen Möglichkeiten und Funktionen sind abgestreift. Ihre ganze Wirklichkeit ist auf die Tatsache reduziert, daß sie gesehen wird.

Als Giacometti noch lebte, stellte man sich, wenn man eine seiner Figuren betrachtete, gewissermaßen »vor ihn hin«; man stand da, wo er eigentlich stand, und die Figur warf, wie ein Spiegel, Giacomettis Blick zu einem zurück. Jetzt, wo er tot ist, oder wo man weiß, daß er tot ist, muß man ihn ersetzen, wenn man die Figur anschaut. Das Hin und Her der »Blickspur« scheint jetzt von der Figur selbst auszugehen. Sie starrt, und man fängt dieses Starren auf und versucht es zurückzuwerfen. Aber so sehr man sich auch bemüht, diesen schmalen Pfad zu seinem Ursprung zurückzuverfolgen – der Blick geht durch einen hindurch.

Es scheint jetzt, als hätte Giacometti diese Figuren während seines Lebens für sich selber gemacht: sie waren Beobachter seiner künftigen Abwesenheit, seines Todes, seiner zunehmenden Unkenntlichkeit. *1966*

Rodin und die sexuelle Dominanz

Rodin zu William Rothenstein: »Die Leute sagen, ich denke zuviel über Frauen nach.« Pause. »Doch, alles in allem, was gibt es Wichtigeres?«

Sein fünfzigster Todestag. Zehntausende von Abzügen mit Rodin-Skulpturen sind dieses Jahr speziell für Jubiläumsausgaben und Sonderartikel in Magazinen gedruckt worden. Der Jubiläumskult ist zur schmerzlosen und oberflächlichen Information einer »kulturellen Elite« da, die aus konsumwirtschaftlichen Gründen ständig erweitert werden muß. Dabei wird Geschichte *konsumiert* – und nicht verstanden.

Unter den heute als bedeutend angesehenen Künstlern der zweiten Hälfte des neunzehnten Jahrhunderts wurde nur Rodin schon zu Lebzeiten, und zwar noch während er arbeitete, geehrt und offiziell gefeiert. Er war ein Traditionalist. »Die Idee des Fortschritts«, sagte er, »ist die übelste Form von Jargon in einer Gesellschaft.« Aus einer bescheidenen, *kleinbürgerlichen* Familie stammend, wurde er zum bedeutenden, zum *Meister*-Künstler. Auf dem Höhepunkt seiner Laufbahn beschäftigte er zehn andere Bildhauer, um die Marmorstatuen zu meißeln, für die er berühmt war. Von 1900 an versteuerte er ein Jahreseinkommen von etwa 200 000 Francs: in Wirklichkeit war es wahrscheinlich noch beträchtlich höher.

Ein Besuch im Hôtel de Biron, dem Rodin Museum in Paris, in dem Versionen fast aller seiner Werke zu sehen sind, ist ein seltsames Erlebnis. Das Haus ist von Hunderten von Gestalten *bevölkert:* man hat das Gefühl, sich in einem Statuenasyl oder in einem Statuenarbeitsheim aufzuhalten. Wenn man zu einer Figur hingeht und sie mit den Augen befragt, wird man einiges von beiläufigem Interesse finden. (Einzelheiten einer Hand, einen Mund, die Bedeutung gewisser Titel.) Aber mit Ausnahme der Studien für die Balzac-Statue oder für den *Gehenden Mann,* der, zwanzig Jahre vorher entstanden, eine Art prophetischer Vorstudie für den *Balzac* darstellt, gibt es keine einzige Figur, die sich deutlich hervorhebt, und sich, entsprechend dem Grundprinzip freistehender Skulptur, behauptet: das heißt, keine einzige Figur, die den Raum, der sie umgibt, beherrscht.

Sie alle sind Gefangene ihrer Konturen. Die Wirkung ist kumulativ. Man fängt an zu bemerken, unter welch entsetzlichem Druck diese Figuren leben. Jedesmal, wenn irgendwo etwas nach außen drängen will, wird es durch eine unsichtbare Kraft niedergehalten und auf ein Oberflächenereignis für die Fingerspitzen reduziert. »Skulptur«, behauptete Rodin, »ist ganz einfach die Kunst der Vertiefung und Erhöhung. Davon kommt man nicht los.« Bestimmt nicht im Hôtel de Biron. Es ist, als ob die Gestalten zurück in ihr Material gezwungen würden: würde der bestehende Druck verstärkt, würden die dreidimensionalen Skulpturen zu Basreliefs: bei noch größerem Druck zum bloßen Abdruck auf der Wand. Das *Höllentor* stellt eine ungeheure und enorm komplexe Darstellung und Ausformung dieses Druckes dar. Die *Hölle* ist die Kraft, die die Gestalten zurück in die Tür zwingt. *Der Denker,* der die Szene überblickt, verwahrt sich – höchst angespannt –, mit irgend etwas Kontakt aufzunehmen, das von außen kommt; er zuckt sogar vor der Luft zurück, die ihn berührt.

Rodin wurde zu seinen Lebzeiten von philiströsen Kritikern wegen »Verstümmelung« seiner Figuren angegriffen – weil er Arme abhackte, Torsos köpfte, usw. Die Angriffe waren dumm und fehlgerichtet, entbehrten aber nicht ganz einer Grundlage. Die meisten der Gestalten Rodins sind so reduziert, daß sie keine unabhängigen Skulpturen mehr sind: sie sind unterdrückt worden.

Das gilt auch für seine berühmten Aktzeichnungen, bei denen er die Umrisse einer Frau oder Tänzerin zeichnete, ohne das Modell aus den Augen zu lassen, und sie anschließend mit einer Wasserfarbenlavierung kolorierte. So beeindruckend diese Zeichnungen oft sind – am zutreffendsten lassen sie sich mit gepreßten Blättern oder Preßblumen vergleichen.

Das Unvermögen seiner Figuren – immer mit Ausnahme des *Balzac* –, in ein räumliches Spannungsverhältnis mit ihrer Umgebung zu treten, wurde von seinen Zeitgenossen nicht wahrgenommen, weil sie sich ausschließlich mit der literarischen Interpretation seiner Werke befaßten, die durch die offensichtlich sexuelle Bedeutung mancher Skulpturen noch unterstützt wurde. Später wurde es übersehen, weil das wiedererwachte Interesse an Rodin (seit etwa fünfzehn oder zwanzig Jahren) sich auf seinen meisterhaften »Zugriff« auf die Oberfläche der Skulptur konzentrierte. Man betrachtete ihn als bildhauerischen »Impressionisten«. Trotz alledem ist es gerade dieses Unvermögen, eine räumliche Spannung herzustellen, dieser entsetzliche Druck, der auf Rodins Figuren lastet, der einen Anhaltspunkt für ihren wirklichen (wenn auch negativen) Inhalt gibt.

Die Gestalt der ausgetrockneten alten Frau in *Sie, die einmal die schöne Frau des Helmmachers war,* mit ihren platten Brüsten und einer Haut, die gegen die Knochen gepreßt wird, ist exemplarisch für seine Sujet-Wahl. Vielleicht war sich Rodin seiner Prädisposition dunkel bewußt.

Oft hat die Tätigkeit einer Gruppe oder einer einzelnen Gestalt direkt mit der Ausübung von Druck zu tun. Paare umarmen sich – siehe *Der Kuß,* wo alles außer seiner Hand und ihrem Arm, die beide nach innen ziehen, spannungslos schlaff ist. Andere Paare fallen aufeinander. Gestalten klammern sich an die Erde, gleiten ohnmächtig zu Boden. Eine gefallene Karyatide trägt immer noch den Stein, der sie niedergedrückt hat. Frauen kauern in Winkeln, wie wenn sie hineingezwungen worden wären.

In vielen der Marmorarbeiten sollen Köpfe und Gestalten so aussehen, als ob sie nur halb aus dem unbehauenen Steinblock heraustreten würden: tatsächlich sehen sie so aus, als ob sie in den Block hineingepreßt sind und mit ihm verschmelzen. Wenn der in diesen Arbeiten nur angedeutete Vorgang zu Ende gebracht würde, so würden die Gestalten nicht unabhängig und befreit aus dem Stein hervortreten: sie würden darin verschwinden.

Selbst wenn die Haltung der Gestalt offensichtlich den auf sie ausgeübten Druck zu leugnen scheint – wie das bei einigen der kleineren Bronzen von Tänzerinnen der Fall ist – hat man das Gefühl, daß die Gestalt immer noch das unselbständige, knetbare Wesen in der formenden Hand des Bildhauers bleibt. Diese Hand faszinierte Rodin. Er stellte sie dar, wie sie eine unvollendete Gestalt und einen Klumpen Erde hielt, und nannte sie *Die Hand Gottes.*

Rodin erklärt selbst: »Kein guter Bildhauer kann eine menschliche Gestalt modellieren, ohne sich mit dem Mysterium des Lebens auseinanderzusetzen. Dieses und jenes Individuum erinnert ihn mit seinen flüchtigen Variationen nur an den darin enthaltenen Grundtypus; vom Geschöpf wird er beständig zu seinem Schöpfer geführt... Darum haben manche meiner Gestalten immer noch eine Hand oder einen Fuß im Marmorblock eingeschlossen; Leben ist überall, aber selten genug gelangt es zum vollständigen Ausdruck oder das Individuum zur vollkommenen Freiheit« (Isidora Duncan, *My Life,* London 1969).

Doch wenn der Druck, den seine Gestalten erleiden, als eine Art pantheistischer Fusion mit der Natur erklärt werden soll, warum wirkt er sich in bildhauerischer Hinsicht so verheerend aus?

Rodin war ein außerordentlich fähiger und begabter Bildhauer. Wenn man davon ausgeht, daß sein Werk eine durchgehende und grundlegende Schwäche offenbart, sollte man eher seine Persönlichkeit untersuchen als seine Ansichten.

Rodins unersättlicher sexueller Appetit war zu seinen Lebzeiten wohlbekannt, obwohl seit seinem Tode gewisse Aspekte seines Lebens und seines Werks (einschließlich mehrerer hundert Zeichnungen) geheimgehalten werden. Alle, die über Rodins bildhauerisches Werk schreiben, haben seine sexuelle oder sinnliche Qualität festgestellt. Aber immer wieder wird seine Sexualität nur als ein Ingrediens behandelt. Mir scheint, daß sie die ursprüngliche Motivation seiner Kunst ist – und nicht nur im Sinne einer Freudschen Sublimierung.

Isidora Duncan beschreibt in ihrer Autobiographie, wie Rodin sie zu verführen versucht hat. Sie widerstand – zu ihrem späteren Bedauern.

»Rodin war untersetzt, vierschrötig, kräftig, mit kurzgeschorenem Kopf und mächtigem Bart... Manchmal murmelte er die Namen seiner Statuen, aber man spürte, daß ihm die Namen wenig bedeuteten. Er fuhr mit seinen Händen über ihre Oberfläche und liebkoste sie. Ich erinnere mich, wie ich mir vorstellte, daß der Marmor unter seinen Händen wie geschmolzenes Blei zu fließen schien. Schließlich nahm er ein kleines Stück Lehm und drückte es zwischen seinen Handflächen zusammen. Dabei atmete er schwer... In wenigen Augenblicken hatte er die Brust einer Frau geformt... Dann hielt ich inne, um ihm meine Theorien für einen neuen Tanz zu erklären, aber ich begriff bald, daß er nicht zuhörte. Er starrte mich unter halbgeschlossenen Lidern an, seine Augen funkelten, und dann kam er, mit dem gleichen Gesichtsausdruck, den er auch vor seinen Statuen hatte, auf mich zu. Er fuhr mit seinen Händen über meine Hüften, meine bloßen Beine und Füße. Er fing an, meinen ganzen Körper so zu kneten, als ob er aus Lehm bestünde, während von ihm eine Hitze ausging, die mich versengte und dahinschmelzen ließ. Ich sehnte mich nur noch danach, ihm mein ganzes Wesen hinzugeben...«

Rodin scheint bei Frauen von dem Moment an erfolgreich gewesen zu sein, als er auch als Bildhauer Erfolg hatte (mit etwa vierzig Jahren). Sein ganzes Auftreten – und sein Ruhm – schien damals ein Versprechen zu enthalten, das Isidora Duncan, gerade weil sie es indirekt beschreibt, hervorragend darstellt. Er verspricht den Frauen, sie zu gestalten: sie werden zu Lehm in seinen Händen. Eine Beziehung, die ihren symbolischen Ausdruck in der Beziehung findet, die seine Statuen zu ihm haben.

»Als Pygmalion nach Hause zurückkam, ging er sogleich zu der Statue des Mädchens, die er liebte, lehnte sich über das Ruhebett, und küßte sie. Sie schien warm; er legte noch einmal seine Lippen auf die ihren und berührte ihre Brust mit seiner Hand – bei seiner Berührung verlor das Elfenbein seine Härte und wurde weich: seine Finger hinterließen einen Abdruck auf der nachgiebigen Oberfläche, genau wie Wachs vom Hymetus in der Sonne schmilzt, und, dadurch daß Menschen es verarbeiten, die mannigfaltigsten Formen annimmt, und so, weil es gebraucht wird, selber brauchbar wird.« (Ovid, *Metamorphosen,* Buch X)

Was wir als »Pygmalion-Versprechen« bezeichnen können, ist vielleicht für viele Frauen ein grundlegender Bestandteil männlicher Anziehungskraft. Wenn es dabei ausdrücklich um einen Bildhauer und seinen Lehm geht, wird seine Wirkung allein deswegen intensiver, weil sie bewußt erkennbar ist.

Bemerkenswert im Fall von Rodin ist, daß er selber das »Pygmalion-Versprechen« attraktiv gefunden hat. Ich glaube nicht, daß er nur deswegen mit dem Lehm gespielt hat, um Isidora Duncan empfänglicher für seine Verführungskünste zu machen. Auch die Ambivalenz von Lehm und Fleisch hat ihren Reiz auf ihn ausgeübt. Die Venus von Medici beschrieb er so:

»Ist es nicht wunderbar? Geben Sie zu, daß Sie nicht erwartet haben, so viele Details zu entdecken. Sehen Sie nur die zahllosen Wellenbewegungen in der Vertiefung, die Körper und Schenkel verbindet... Beachten Sie den wollüstigen Schwung der Hüfte... Und jetzt, hier, die wunderbaren Grübchen entlang der Lenden... Es ist wirklich Fleisch... Man könnte glauben, es sei durch Liebkosungen geformt worden! Man erwartet beinahe, daß der Körper warm ist, wenn man ihn berührt.«

Dies scheint mir eine Art Inversion des ursprünglichen Mythos und des sexuellen Archetyps, auf den er anspielt, zu sein. Der ursprüngliche Pygmalion stellt eine Statue her, in die er sich verliebt. Er betet, sie möge lebendig werden, aus dem Elfenbein, woraus er sie geschnitzt hat, erlöst werden, sie möge unabhängig werden, damit er ihr *als Gleichgestellter statt als Schöpfer begegnen kann.* Rodin dagegen will die Ambivalenz von lebender und geschaffener Figur verewigen. Er meint, seinen Statuen das sein zu müssen, was er den Frauen ist, und er will den Frauen das sein, was er seinen Statuen ist.

Judith Cladel, seine hingebungsvolle Biographin, beschreibt, wie Rodin arbeitet und sich beim Modell Notizen macht.

»Er lehnte sich näher an die ruhende Gestalt, und, weil er fürchtete, daß der Klang seiner Stimme ihre Lieblichkeit stören könnte, flüsterte er: ›Halte Deinen Mund so, als ob Du auf der Flöte spielen würdest. Noch einmal! Noch einmal!‹

Dann schrieb er: ›Der Mund, die luxuriösen, hervortretenden Lippen mit ihrer sinnlichen Eloquenz... Hier kommt und geht der parfümierte Atem wie Bienen, die in den Stock ein- und ausfliegen...‹

Wie glücklich er während dieser Stunden tiefer Heiterkeit war, wenn er das ungestörte Zusammenspiel seiner Sinne genießen konnte! Eine Ekstase höchster Art, denn sie nahm nie ein Ende:

›Was für eine Freude mir meine ununterbrochene Bemühung um die Menschenblüte macht!‹

›Was für eine Wonne, daß ich in meinem Beruf lieben und auch von meiner Liebe sprechen kann!‹« (Zitiert von Denys Sutton, »Triumphant Satyr«, London, *Country Life*, 1966)

Wir können jetzt langsam verstehen, warum seine Figuren den Raum um sie herum nicht behaupten oder dominieren können. Sie sind körperlich komprimiert, eingekerkert, durch die Kraft des Dominators Rodin zurückgezwungen. Objektiv gesprochen sind diese Werke Ausdruck seiner eigenen Freiheit und Phantasie. Aber weil Lehm und Fleisch in seiner Vorstellung auf so ambivalente und fatale Weise verwandt sind, ist er gezwungen, sie so zu behandeln, als ob sie eine Herausforderung an seine eigene Autorität und Potenz darstellen würden.

Darum arbeitet er selbst nie in Marmor, sondern nur in Lehm, und überläßt es seinen Angestellten, ein eigenwilligeres Material zu behauen. Nur so kann man seine Bemerkung zutreffend interpretieren: »Das erste, an was Gott dachte, als er die Welt schuf, war modellieren.« Dies ist die überzeugendste Erklärung dafür, warum er sich in seinem Studio in Meudon eine Art Leichendepot voller modellierter Hände, Beine, Füße, Köpfe und Arme einrichtete, mit denen er gerne spielte und prüfte, ob er sie an neu geschaffene Körper anfügen konnte.

Warum ist der *Balzac* eine Ausnahme? Unsere bisherigen Überlegungen lassen bereits auf eine Antwort schließen. Es ist die Statue eines Mannes von ungeheurer Kraft, der über die Welt schreitet. Rodin hielt sie für sein Meisterstück. Alle, die über Rodin schreiben, stimmen darin überein, daß er sich selbst mit Balzac identifiziert hat. In einer Akt-Vorstudie wird die sexuelle Bedeutung ziemlich deutlich: Die rechte Hand umfaßt den erigierten Penis. Der *Balzac* ist ein Monument für die männliche Potenz. Frank Harris schrieb über eine spätere, bekleidete Version – und das gilt ebenso für die Endfassung: »Unter der alten Mönchskutte mit ihren leeren Ärmeln hält sich der Mann aufrecht, seine Männlichkeit entschlossen mit Händen gepackt, den Kopf zurückgeworfen.« Dieses Werk stellt eine so direkte Bestätigung Rodins eigener sexueller Kraft dar, daß er sich dieses eine Mal davon beherrschen lassen konnte. Oder, um es anders auszudrücken – als er am *Balzac* arbeitete, schien ihm der Lehm, vielleicht das einzige Mal in seinem Leben, männlichen Geschlechts zu sein.

Die Widersprüchlichkeit, die so viel von Rodins Kunst verdirbt und gewissermaßen zu ihrem tiefsten und dabei negativen Inhalt wird, muß in mancher Hinsicht Teil seiner Person gewesen sein. Aber sie war auch typisch für eine historische Situation. Rodins Skulpturen machen, wenn man sie eingehend genug analysiert, in einzigartiger Weise die Natur der bürgerlichen Sexualmoral in der zweiten Hälfte des neunzehnten Jahrhunderts deutlich. Zum einen die Hypokrisie, die Schuld, die dazu führt, ein starkes Sexualbedürfnis – selbst wenn es befriedigt werden kann – fieberhaft und gespenstisch erscheinen zu lassen. Zum anderen die Furcht, daß die Frauen (als Besitz) verlorengehen und die Notwendigkeit, diese ununterbrochen zu kontrollieren.

Da ist Rodin, der Frauen für das Wichtigste auf der Welt hält. Daneben derselbe Mann, der knapp erklärt: »In der Liebe zählt als einziges der Geschlechtsakt.« *1967*

Feld

Das Leben ist kein Spaziergang über ein offenes Feld.
Russisches Sprichwort

Schelf eines Feldes, grün, mühelos greifbar, noch ohne hochgewachsenes Gras, eingeschlagen in papierblauen Himmel, der gelb durchwachsen ist, weil reines Grün entstehen soll, die Oberflächenfarbe von dem, was das Becken der Welt enthält, wartendes Feld, Schelf zwischen Himmel und Meer, gegenüber einem Vorhang aus gedruckten Bäumen, mit zerbröckelnden Kanten, gerundeten Ecken, die Sonne mit Hitze beantwortend, Schelf an einer Wand, durch die von Zeit zu Zeit ein Kuckuck hörbar ist, Bord, auf dem sie die unsichtbaren und unberührten Weckgläser ihrer Freuden aufbewahrt, Feld, das ich immer gekannt habe, ich liege da, auf einen Ellbogen gestützt, frage mich, ob ich in irgendeiner Richtung über dich hinaussehen kann. Der Draht, der dich umgibt, ist der Horizont.

Erinnere Dich daran, wie es war, als Du in den Schlaf gesungen wurdest. Wenn Du Glück hast, brauchst Du deswegen nicht bis in die Kindheit zurückzudenken. Die wiederholten Zeilen von Worten und Musik sind wie Pfade. Die Pfade sind kreisförmig, sie bilden Ringe, die ineinanderhängen wie die Glieder einer Kette. Du gehst diese Pfade entlang und wirst im Kreis herumgeführt, vom einen zum andern, weiter und weiter weg. Das Feld, auf dem Du gehst, das Feld, auf dem die Kette liegt, ist das Lied.

In die Stille, die manchmal auch entsetzlich laut war, die Stille meiner Gedanken und Fragen, die mich immer wieder drängten, eine Erklärung für mein Leben und seinen Zweck zu finden, in diese konzentrierte kleine Ballung dicht gepackten stillen Lärms, drang das Gegacker einer Henne aus einem nahegelegenen Hintergarten, und dieses Gegacker, mit seiner deutlichen, scharf abgegrenzten Existenz unter einem blauen Himmel mit weißen Wolken, rief in mir ein intensives Gefühl von Freiheit hervor. Das Geräusch der Henne, die ich nicht einmal sehen konnte, stellte – wie ein rennender Hund oder eine aufblühende Artischocke – ein Geschehnis auf einem Feld dar, das bis dahin auf ein erstes Ereignis gewartet hatte, um selber Wirklichkeit zu werden. Ich wußte, daß ich in diesem Feld allen Tönen zuhören konnte und jeder Musik.

Vom Stadtzentrum führen zwei Wege zurück in die Satellitenstadt, in der ich lebe: die Hauptstraße mit sehr viel Verkehr und eine Nebenstraße, die über einen Bahnübergang führt. Wenn man am Bahnübergang nicht auf einen Zug warten muß, kommt man schneller durch. Im Frühling und Frühsommer nehme ich unweigerlich die Seitenstraße und hoffe eigentlich stets, daß der Bahnübergang geschlossen sein wird. Im Winkel zwischen Straße und Bahnschienen befindet sich ein Feld, das auf den beiden anderen Seiten von Bäumen umgeben ist. Das Gras auf dem Feld steht hoch, und abends, wenn die Sonne tief hängt, fächert sich das Grün des Grases in helle und dunkle Farbtönungen auf – wie etwa ein Büschel Petersilien, wenn es nachts vom Strahl einer starken Lampe getroffen wird. Amseln verstecken sich im Gras und fliegen daraus empor. Ihr Kommen und Gehen wird von den Zügen kaum gestört.

Das Feld macht mir viel Freude. Warum also gehe ich nicht einmal dort spazieren – es ist nicht weit von meiner Wohnung entfernt – statt mich darauf zu verlassen, daß die herabgelassene Schranke mich aufhält? Es geht um Zufälligkeiten, die sich überlappen. Die Ereignisse, die in diesem Feld stattfinden – zwei Vögel, die sich jagen, eine Wolke, die sich vor die Sonne schiebt und die Farbe des Grüns verändert – bekommen eine besondere Bedeutung, weil sie während der ein oder zwei Minuten stattfinden, in denen ich warten muß. Es ist, als würden diese Minuten einen bestimmten Zeitraum ausfüllen, der genau mit der Raumfläche des Feldes übereinstimmt. Zeit und Raum fallen zusammen.

Das Erlebnis, das ich mit einem Annäherungsversuch nach dem anderen zu beschreiben versuche, ist präzise und sofort erkennbar. Aber es existiert auf einer Wahrnehmungs- und Gefühlsebene, die vielleicht älter ist als die Fähigkeit, Worte zu bilden – daher die sehr beträchtliche Schwierigkeit, sie in Worte zu fassen.

Das Erlebnis muß zweifellos eine psychologische Geschichte haben, die beim Kleinkind anfängt und in psychoanalytischen Begriffen dargestellt werden könnte. Aber solche Erklärungen verallgemeinern das Erlebnis nicht, sie systematisieren es bloß. Das Erlebnis ist, wohl in der einen oder anderen Form, meiner Überzeugung nach, Allgemeingut. Es wird nur selten erwähnt, weil es namenlos ist.

Ich möchte nun versuchen, diese Erfahrung schematisch in ihrer Idealform festzuhalten. Was sind die grundlegenden Aussagen? Das Erlebnis hat mit einem Feld zu tun. Nicht unbedingt mit einem besonderen. Man kann diese Erfahrung mit jedem Feld machen, wenn man es in bestimmter Weise sieht. Aber das *ideale* Feld, das Feld, bei dem sich dieses Erlebnis am ehesten einstellt, ist:

1. Ein Grasfeld. Wieso? Es muß ein Gebiet mit sichtbaren Grenzen sein – wenn auch nicht unbedingt regelmäßig geformt; es kann sich nicht um ein unbegrenztes Stück Natur handeln, das so weit reicht, wie wir eben mit unseren Augen sehen können. Doch innerhalb des Gebiets sollte möglichst wenig Ordnung herrschen, sollten möglichst wenig geplante Ereignisse vorkommen. Weder Getreide noch regelmäßig gesetzte Obstbäume sind ideal.

2. Ein Feld auf einem Abhang, das entweder von oben, wie eine Tischplatte, betrachtet wird, oder von unten, wobei die Neigung des Abhangs es zu uns hinzukippen scheint – wie ein Musikblatt auf einem Notenständer. Wieder die Frage »Wieso?«. Weil dann die Auswirkungen der Perspektive auf ein Minimum reduziert werden und die Beziehung zwischen Nah und Fern ausgewogener ist.

3. Kein Feld im Winter. Winter ist eine Jahreszeit der Untätigkeit, wo das Spektrum der Ereignisse, die wahrscheinlich eintreffen werden, stark eingeengt ist.

4. Ein Feld, das nicht auf allen Seiten eingezäunt ist; idealerweise also eher ein Feld auf dem europäischen Festland als eines in England. Ein völlig eingezäuntes Feld, das nur wenige Zugangsmöglichkeiten hat, schränkt die Anzahl der möglichen Auftritte oder Abgänge ein. (Außer für Vögel.)

Das obenstehende Rezept scheint auf zwei Dinge hinzuweisen. Das ideale Feld hat einige Eigenschaften (a) mit einem Gemälde gemeinsam – es hat definierte Kanten, darf nicht allzuweit vom Betrachter entfernt sein und so weiter; (b) mit einer Rundum-Bühne, d.h. einer erwartungsvollen Aufgeschlossenheit gegenüber Ereignissen und möglichst vielen Auftritts- und Abgangsmöglichkeiten.

Ich glaube jedoch, daß Hinweise dieser Art irreführend sind, weil sie einen kulturellen Kontext evozieren, der, wenn überhaupt, mit der in Frage stehenden Erfahrung nur deshalb zu tun hat, weil er sich von ihr *ableitet,* und nicht weil er ihr vorangeht.

Man steht also vor dem vorhin umrissenen »Idealfeld«. Was gehört noch zu einer solchen Erfahrung? Hier wird es schwierig. Daß man vor einem Feld steht, bemerkt man normalerweise erst dann, wenn sich dort irgend etwas ereignet. Aber wenn man einmal darauf aufmerksam geworden ist, schreibt man diesem Ereignis – allerdings so schnell, daß man es vom ursprünglichen »aufmerksam-werden« fast nicht unterscheiden kann, sozusagen rückwirkend – eine besondere Bedeutung zu, eben weil es sich in einem Feld ereignet.

Das erste Ereignis – jedes Ereignis ist ja Teil eines Gesamtvorgangs – zieht unweigerlich andere nach sich, oder, genauer gesagt, es führt dazu, daß man auch die anderen Ereignisse im Feld beobachtet. Dieses erste Ereignis kann alles mögliche sein, aber nichts allzu Hyperdramatisches.

Sieht man, wie im Feld ein Mann aufschreit und zusammenbricht, ist die Selbstgenügsamkeit des »Feldes« zerstört. Man rennt sofort von außen hinein, versucht, ihn herauszuholen. Doch jedes allzu dramatische Ereignis, ob es nun körperlichen Einsatz verlangt oder nicht, wird sich entsprechend negativ auswirken.

Sieht man, wie ein Baum vom Blitz getroffen wird, hat das eine solche dramatische Kraft, daß man das Ereignis unweigerlich in ein Bezugssystem stellt, das einem, zumindest subjektiv, umfassender scheint als das Feld, das vor einem liegt. Das erste Ereignis darf also nicht zu dramatisch sein, im übrigen ist eigentlich alles möglich:

Zwei Pferde, die grasen.
Ein Hund, der in engen Kreisen herumrennt.
Eine alte Frau, die Pilze sucht.
Ein Falke, der über dem Feld kreist.
Finken, die sich von Busch zu Busch jagen.
Umherstreunende Hühner.
Zwei Männer im Gespräch.
Eine Herde Schafe, die sich außerordentlich langsam aus einer Ecke zur Mitte hin bewegt.
Eine rufende Stimme.
Ein Kind, das geht.

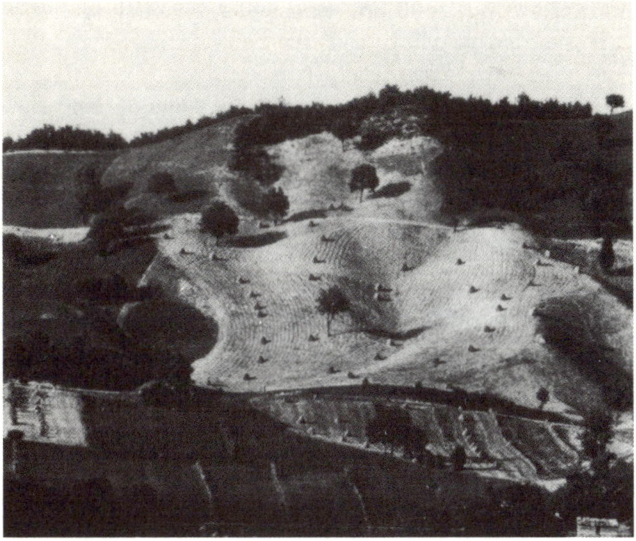

Landschaft in der Toskana

Das erste Ereignis führt dazu, daß man weitere Ereignisse bemerkt, die sich möglicherweise aus dem ersten ergeben können oder mit ihm überhaupt nichts zu tun haben, außer, daß sie im gleichen Feld stattfinden. Oft ist das erste Ereignis, das einen überhaupt erst aufmerksam macht, auffälliger als die folgenden. Nachdem man den Hund bemerkt hat, bemerkt man einen Schmetterling. Nachdem man die Pferde bemerkt hat, hört man einen Specht klopfen und sieht ihn dann über eine Ecke des Feldes fliegen. Man sieht zu, wie ein Kind über das Feld geht, und wenn dann das Feld verlassen und ereignislos daliegt, bemerkt man, wie eine Katze von einer Mauerkrone hineinspringt.

Jetzt befindet man sich schon mitten im Erlebnis. Doch wenn man sich so ausdrückt, bezieht man sich auf einen erzählerischen Zeitablauf, und das Wesen dieser Erfahrung ist gerade, daß sie außerhalb eines solchen Zeitablaufs stattfindet. Das Erlebnis wird nicht in die »lebensgeschichtliche Berichterstattung« eingeschlossen – in diesen Bericht, den man sich, auf der einen oder anderen Bewußtseinsebene, ständig wiedererzählt und weiterentwickelt. Im Gegenteil, die Berichterstattung wird unterbrochen. Die sichtbare Ausdehnung des Feldes im Raum verschiebt unser Zeitbewußtsein, d.h. das Bewußtsein der Zeit, die wir durchleben. Wie kommt es dazu? Was findet genau statt?

Man setzt die Ereignisse, die man gesehen hat und noch immer sieht, mit dem Feld in Beziehung. Nicht nur, daß das Feld sie einrahmt, es *enthält* sie auch. Die Existenz des Feldes ist die Vorbedingung dafür, daß sie sich so ereignen, wie sie es getan haben, und dafür, daß sich andere Ereignisse in bestimmter Weise abspielen. Jedes Ereignis existiert kraft seiner Beziehung zu anderen Ereignissen als »definierbares Ereignis«. Die Ereignisse, die man eben gesehen hat, hat man vor allem (aber nicht unbedingt ausschließlich) dadurch bestimmt, daß man sie mit dem Ereignis des Feldes in Beziehung setzte, das sowohl buchstäblich wie symbolisch der *Grund* für die Ereignisse ist, die darin stattfinden.

Man kann jetzt einwenden, daß ich plötzlich das Wort »Ereignis« in anderer Weise gebrauche. Zuerst ging ich davon aus, daß das Feld ein Raum ist, der Ereignisse erwartet, jetzt gehe ich davon aus, daß es in sich selbst ein Ereignis darstellt. Aber diese Inkonsequenz entspricht genau dem unlogischen Wesen dieses Erlebnisses: Während man gleichgültig irgendwo hinguckt, tut sich plötzlich etwas auf und erzeugt eine Glückseligkeit, von der man auf der Stelle weiß, daß sie einem selber gehört.

Das Feld, vor dem Du stehst, scheint dieselben Proportionen zu haben wie Dein eigenes Leben. *1971*